Aleksandra Kociper

Sport in der ambulante Behandlung depressiver Erkrankungen

D1731031

Aleksandra Kociper

Sport in der ambulante Behandlung depressiver Erkrankungen

VDM Verlag Dr. Müller

Impressum

Bibliografische Information der Deutschen Nationalbibliothek: Die Deutsche Nationalbibliothek verzeichnet diese Publikation in der Deutschen Nationalbibliografie; detaillierte bibliografische Daten sind im Internet über http://dnb.d-nb.de abrufbar.

Alle in diesem Buch genannten Marken und Produktnamen unterliegen warenzeichen-, marken- oder patentrechtlichem Schutz bzw. sind Warenzeichen oder eingetragene Warenzeichen der jeweiligen Inhaber. Die Wiedergabe von Marken, Produktnamen, Gebrauchsnamen, Handelsnamen, Warenbezeichnungen u.s.w. in diesem Werk berechtigt auch ohne besondere Kennzeichnung nicht zu der Annahme, dass solche Namen im Sinne der Warenzeichen- und Markenschutzgesetzgebung als frei zu betrachten wären und daher von jedermann benutzt werden dürften.

Coverbild: www.purestockx.com

Erscheinungsjahr: 2008
Erscheinungsort: Saarbrücken

Verlag:
VDM Verlag Dr. Müller Aktiengesellschaft & Co. KG, Dudweiler Landstr. 125 a, 66123 Saarbrücken, Deutschland,
Telefon +49 681 9100-698, Telefax +49 681 9100-988,
Email: info@vdm-verlag.de

Herstellung in Deutschland:
Schaltungsdienst Lange o.H.G., Zehrensdorfer Str. 11, D-12277 Berlin
Books on Demand GmbH, Gutenbergring 53, D-22848 Norderstedt
Reha GmbH, Dudweilerstrasse 72, D-66111 Saarbrücken

ISBN: 978-3-8364-9753-4

Inhaltsverzeichnis

1 Einleitung 1

2 Depressive Erkrankungen 4
   2.1   Beschreibung des Krankheitsbildes... 4
   2.2   Klassifikation und diagnostische Kriterien depressiver Störungen...................... 6
   2.3   Diagnostik depressiver Störungen 9
   2.4   Symptomatologie depressiver Erkrankungen... 10
      2.4.1   Psychische Symptome 10
      2.4.2   Psychomotorische Symptome 12
      2.4.3   Physische Symptome.. 12
   2.5   Komorbidität depressiver Erkrankungen.. 13
   2.6   Epidemiologie depressiver Störungen... 15
   2.7   Ätiologie unipolarer Depressionen... 16
      2.7.1   Biologische Faktoren depressiver Erkrankungen 17
          2.7.1.1   Genetische Befunde.. 17
          2.7.1.2   Biochemische Erklärungsansätze 17
      2.7.2   Psychosoziale Aspekte depressiver Erkrankungen 21
          2.7.2.1   Persönlichkeitsfaktoren 21
          2.7.2.2   Psychodynamische Aspekte 22
          2.7.2.3   Kognitive und lerntheoretische Modelle 22
      2.7.3   Integrative bio-psychosoziale Modelle..................................... 25
   2.8   Risikofaktoren für depressive Erkrankungen 26
   2.9   Verlauf depressiver Erkrankungen... 27

3 Therapie depressiver Störungen 29
   3.1   Inhalte der Therapie.. 29
   3.2   Pharmakotherapie.. 30
   3.3   Psychotherapie.. 32
   3.4   Elektrokonvulsionstherapie 34
   3.5   Therapeutischer Schlafentzug... 35
   3.6   Lichttherapie.. 36

4 Medizinische Versorgung depressiver Patienten 37
   4.1   Ambulante Versorgung 37
   4.2   Kriterien für die Entscheidung zu einer stationärer Behandlung 39
   4.3   Wahl der geeigneten Therapiemaßnahme 39
   4.4   Zwischenfazit 40

5   Sport und depressive Erkrankungen: Stand der Forschung............**42**

5.1   Epidemiologische Quer- und Längsschnittstudien.................................... 42

5.2   Interventionsstudien mit depressiven Patienten 44

   5.2.1   Sport als Begleitmaßnahme zur Pharmakotherapie.......................... 45

   5.2.2   Sport als Begleitmaßnahme zur Psychotherapie 48

   5.2.3   Aerobe und anaerobe Aktivität im Vergleich.............................. 50

   5.2.4   Körperliche Aktivität und sozialer Kontakt im Vergleich........................ 52

6   Erklärungsansätze für die Wirksamkeit von Sport............**55**

6.1   Physiologische Erklärungsmodelle.................................... 55

6.2   Monoaminhypothese 56

   6.2.1   Endorphinhypothese 57

   6.2.2   Thermoregulationshypothese.................................... 58

6.3   Psychologische Erklärungsansätze 59

6.4   Selbstwirksamkeitshypothese.................................... 59

   6.4.1   Ablenkungshypothese.................................... 60

   6.4.2   Hypothese der Sozialen Interaktion.................................... 61

   6.4.3   Zwischenfazit Sport und Depressivität.................................... 62

7   Sport im Rahmen der Therapie depressiver Erkrankungen............**65**

7.1   Eingrenzung der Begrifflichkeiten 65

7.2   Praktische Empfehlungen zum Sport für depressive Patienten........................ 68

7.3   Besonderheiten in der Arbeit mit depressiven Patienten.................................... 70

7.4   Bewegungs- und Sporttherapie in der stationären Behandlung depressiver
Patienten 73

7.5   Sport in der ambulanten Behandlung depressiver Patienten 75

8   Sport in der ambulanten Behandlung am Beispiel England............**78**

9   Schlussbetrachtung **83**

10   Literaturverzeichnis.................................... **85**

Anhang .... Fehler! Textmarke nicht definiert.

1 Einleitung

Im Jahre 2000 standen Depressionen an vierter Stelle aller Erkrankungen, welche die Krankheitslast (gemessen in Disability Adjusted Life Years, kurz: DALYs) weltweit verursachen (vgl. WHO, 2007). Depressive Erkrankungen gelten nach MURRAY & LOPEZ (1996) weltweit als häufigste Ursache für psychische Behinderungen. Das liegt zum Einen an dem Umstand, dass zu wenig Menschen eine Behandlung aufsuchen, und zum Anderen an der ineffektiven Anwendung von – im Prinzip wirksamen – Behandlungen (vgl. ANDREWS et al., 2006, 360). Die Krankheit Depression ist eine häufig auftretende psychische Erkrankung, die mit einem hohen Leidensdruck für die Betroffenen sowie hohen wirtschaftlichen Kosten verbunden ist. Leichte und mittelschwere Erkrankungsformen lassen sich nach Aussage der „Arzneimittelkommission der deutschen Ärzteschaft" in der Regel gut behandeln. Dazu stehen verschiedene medikamentöse sowie psychologische Therapien zur Verfügung (vgl. HÖFFLER et al., 2006, 11).

In der heutigen Zeit scheint es unbestritten, dass sportliche und allgemein körperliche Aktivität zu den zentralen Faktoren der Erhaltung sowie Wiederherstellung der physischen als auch psychosozialen Gesundheit gehören. In Anlehnung an die Gesundheitsdefinition der Weltgesundheitsorganisation (WHO) sollten sich gesundheitssportliche Aktivitäten idealerweise auf das physische, das psychische und das soziale Wohlbefinden auswirken. Demnach ist „Gesundheit […] ein positiver funktioneller Gesamtzustand im Sinne eines dynamischen biopsychologischen Gleichgewichtszustandes, der erhalten bzw. immer wieder hergestellt werden muss" (KNOLL et al., 2005, 21; zit. nach QUAAS, 1994, 148).

Der Einsatz von Bewegung, Spiel und Sport in der Behandlung depressiver Erkrankungen ist in den letzten Jahrzehnten in zahlreichen Forschungen untersucht worden.

So gehört der systematische Einsatz von Sport und körperlicher Aktivität bei der Behandlung verschiedener Erkrankungen bereits zum klinischen Alltag und spielt ferner eine zunehmende Rolle in der Prävention zahlreicher Krankheiten.

In der Behandlung von Herz-Kreislauferkrankungen oder Erkrankungen des Bewegungsapparates zählen strukturierte Sportprogramme mittlerweile zum Standard. Auch der Einsatz von Bewegung, Spiel und Sport in der Therapie depressiver Erkrankungen ist in den letzten Jahrzehnten in zahlreichen Forschungen untersucht worden. In der stationären Behandlung depressiver Patienten sind zielorientierte Bewegungs- und Sportprogramme im Rahmen eines Gesamtbehandlungskonzepts längst akzeptierte, flankierende Maßnahmen

(GLATHAAR et al., 1999, 112). In der ambulanten Behandlung wird diese Möglichkeit hingegen kaum genutzt. Übergreifende und systematische Konzepte der Sport- und Bewegungstherapie bei depressiven Kranken stehen noch aus (vgl. MEYER & BROOCKS, 2000, 271).

Eine Gegenüberstellung der Begrifflichkeiten „Sport" und „Depression" macht sehr schnell deutlich, dass sie vollkommen gegensätzliche Richtungen beschreiben: „Sport" bedeutet körperliche Bewegung, Antrieb, Energie, Spaß und Freude, AKTIVITÄT, wohingegen eine depressive Episode gekennzeichnet ist durch niedergedrückte Stimmung, Antriebslosigkeit, Isolation und INAKTIVITÄT. Das Wissen ist nicht neu und die Ansicht, dass Bewegung für die Gesundheit genauso bedeutsam ist wie eine ausgewogene Ernährung sowie ausreichend Schlaf, wird bereits seit der Antike vertreten (vgl. BROOCKS, 2005, 914). Aus diesem Grund finden sich sowohl in Patientenratgebern als auch in Ärztezeitschriften die wohlgemeinten Ratschläge zu körperlicher Aktivität. „Üben Sie regelmäßig sportliche Aktivitäten aus" (HAUTZINGER, 2006, 60) und „Verordnen Sie Bewegung!" (ÄRZTE WOCHE, 2002) und „Heilkraft des Sports" sind Schlagwörter der heutigen Zeit. Für einen depressiven Patienten, vor allem wenn er lange Zeit inaktiv war oder gar nie etwas mit Sport zu tun hatte, ist das leichter gesagt als getan. Er „kann" nicht und kann auch nicht „wollen" und braucht in diesem Zusammenhang eine leitende Hand. Programme, in dessen schützenden Rahmen eine Betreuung angeboten wird, können die „ersten Gehversuche" zu einem aktiveren Leben darstellen (vgl. ERKELENZ, 1996, 277). Der Einsatz sporttherapeutischer Maßnahmen setzt in der klinischen Praxis eine entsprechende Motivierung und Anleitung der Patienten voraus, die möglicherweise seit Jahren sportlich nicht aktiv gewesen sind. „Gutgemeinte Ratschläge zu „etwas mehr Bewegung an der frischen Luft" werden wirkungslos bleiben" (BROOCKS, 2005, 919).
In diesem Zusammenhang stellt sich jedoch die Frage, wie ein Konzept aussehen müsste, um innerhalb der ambulanten Primärversorgung depressive Patienten an Sport und körperliche Aktivität heranzuführen.

Auf Grund der Häufigkeit des Auftretens depressiver Erkrankung erfordert die Behandlung entsprechend hohe finanzielle Aufwendungen in Deutschland. Trotz vieler Fortschritte in den letzten Jahren fehlt eine umfassende ambulante Versorgung. Zwar gibt es zahlreiche pharmakologische und psychotherapeutische Maßnahmen, dennoch bleiben viele Patienten unzulänglich behandelt (vgl. STOPPE et al., 2006, 9). Sportangebote könnten langfristig zu einer Kostenreduzierung führen und in der ambulanten Versorgung eine weitere Maßnahme darstellen. Dies gilt insbesondere für Patienten mit leichten bis mittelschweren depressiven Störungen, deren Krankheitsgrad noch nicht derart ausgeprägt ist, dass sie eine stationäre Behandlung benötigen, wenn sie auf eine medikamentöse oder auch psychotherapeutische Intervention nicht ausreichend ansprechen oder diese ablehnen.

Depressionen sind gekennzeichnet durch ein hohes Wiedererkrankungsrisiko und einem Risiko zur Chronifizierung sowie durch eine erhöhte Sterblichkeit. Letztere ist zurückzuführen auf die erhöhte Suizidalität und die Komorbidität mit Erkrankungen, die zu einer erhöhten Mortalität führen (siehe 2.4).

Die Tatsache, dass depressive Patienten bis heute unzulänglich behandelt werden, zeigt die hohe Relevanz des Themas und wirft die Frage auf, wie dies, insbesondere im ambulanten Bereich, verbessert werden kann. Sportbezogene Ansätze sind eine Möglichkeit die Behandlung depressiver Patienten zu unterstützen.

Um die Fragestellung zu klären, welche Voraussetzungen erfüllt sein müssen, um sportbezogene Ansätze in der ambulanten Behandlung einzusetzen, wird zunächst das Krankheitsbild der Depression vorgestellt. Dabei bezieht sich in der gesamten Arbeit der Begriff „Depression" auf unipolare depressive Störungen (siehe 2.2). Im dritten Kapitel werden die unterschiedlichen Therapieverfahren, die in der Behandlung von Depressionen zur Verfügung stehen, dargestellt. Anschließend erfolgt eine Darstellung der medizinischen Versorgung, um eine Aussage zur Behandlungssituation in der ambulanten Primärversorgung depressiver Erkrankungen treffen zu können.

Das fünfte Kapitel stellt den aktuellen Stand der Forschung zum Thema Sport und Depressivität im Vergleich zu den Standardtherapieverfahren dar. Anschließend werden die vermuteten Wirkmechanismen dargelegt.

Das siebte Kapitel beinhaltet den derzeitigen Anwendungsbereich von Sport in der stationären und ambulanten Behandlung depressiver Patienten in Deutschland.

Im Anschluss wird ein Sportkonzept aus England vorgestellt, welches im Rahmen der ambulanten Behandlung depressiver Patienten zur Anwendung kommt. Die Übertragbarkeit eines solchen Modells wird diskutiert, bevor in der Schlussbetrachtung die wichtigsten Punkte der Arbeit zusammengefasst werden.

2 Depressive Erkrankungen

„Wer nicht an sich selbst gespürt hat, was Schwermut ist,

versteht das nicht, ich hatte das Gefühl einer schauerlichen Einsamkeit.

Zwischen mir und den Menschen und dem Leben in der Stadt, der Plätze, Häuser und

Straßen war fortwährend eine breite Kluft. Es geschah ein Unglück,

es standen wichtige Dinge in der Zeitung –

mich ging es nichts an."

(HESSE, 1905: Peter Camenzind)

Depressionen zählen mittlerweile zu den häufigsten psychischen Störungen im Erwachsenenalter. Sie ist die am weitesten verbreitete psychische Erkrankung der Menschen in den Industrieländern. Laut der Statistik des Verbands Deutscher Versicherungsträger (VDR) aus dem Jahre 2003 sind depressive Erkrankungen mittlerweile die häufigste Ursache für Frühberentung auf Grund verminderter Erwerbsfähigkeit. Sie liegen noch vor den Krankheiten der Wirbelsäule und des Rückens, die bisher an erster Stelle standen. Depressionen zählen somit zu den wichtigsten Erkrankungen unserer Zeit mit einer erheblichen Auswirkungen auf die Gesellschaft und das Gesundheitswesen (vgl. VDR, 2004; KLÖNNE & THEIMANN, 2005, 8). Zunächst soll dargestellt werden, was sich hinter dem Krankheitsbild der Depression verbirgt.

2.1 Beschreibung des Krankheitsbildes

Der Begriff „Depression" leitet sich aus dem lateinischen Wort „deprimere" ab, was soviel bedeutet wie „herunter- oder niederdrücken" (vgl. BERGER & VAN CALKER, 2004, 542). Im Gegensatz zu seiner gegenwärtigen, engeren Begriffsfassung als Krankheitsbild wurde der Begriff „Depression" in der Psychiatrie anfangs viel unspezifischer verwendet, etwa im Sinne einer allgemeinen Verminderung und Beeinträchtigung psychischer Funktionen. Die Bezeichnung „Depression" lässt sich heute als eine Art symptomorientierter Oberbegriff eines Krankheitsbildes verstehen, mit einer relativ weiten inhaltlichen Ausrichtung. Verwirrend kann dabei die unterschiedliche Verwendung des Begriffs sein: einerseits wird er zur Benennung nur eines Symptoms (depressive Stimmung), andererseits eines

4

Syndroms (eines Symptomkomplexes) oder aber einer ganzen Krankheitsgruppe herangezogen (vgl. LAUX, 2003, 1154).

Eine depressive Verstimmung ist die einfühlbarste aller seelischen Erkrankungen. Jeder Mensch kennt in seinem Leben Phasen, in denen er traurig, lustlos, niedergeschlagen oder bedrückt ist, sich zeitweise „depressiv" fühlt. Wie sollte er schließlich glückliche Phasen wahrnehmen können, wenn er den Unterschied zu traurigen Stunden nicht kennt? Es leuchtet daher ein, dass nicht jede traurige Verstimmung mit dem Krankheitsbild der Depression gleichgesetzt werden kann (vgl. HAUTZINGER, 2006, 8). Eine Depression im klinischen Sinne ist eine komplexe psychische Erkrankung, die durch eine Vielzahl psychischer und physischer Symptome gekennzeichnet ist. Es ist eine Erkrankung mit „vielen Gesichtern". Ein depressiver Mensch kann beispielsweise von einem schweren Versündigungswahn beherrscht sein, leidet an unerträglichen Schuldgefühlen, die Außenstehenden unbegründet erscheinen, oder er wirkt für seine Umgebung abwesend und unzugänglich. Oder er hat jede Lust an den ihn bisher erfüllenden Tätigkeiten und Freuden des Lebens verloren, fühlt sich antriebslos und körperlich schwach (vgl. HEGERL & BESSERER, 2006, 77).

Im Vordergrund der Erkrankung steht eine Störung der Gefühlswelt, welche in der Fachterminologie als „Störung der Affektivität" bezeichnet wird. Die Affektivität spiegelt die Lebensgrundstimmung eines Menschen wieder. Sie bezeichnet die Einheit des Gefühls- und Gemütslebens mit Stimmungen, Emotionen, Affekten und Trieben (vgl. DeGRUYTER, 1994, 24). Ist diese gestört, macht sich dies durch emotionale, kognitive, motivationale, vegetativ-physiologische Symptome und Verhaltensmanifestationen bemerkbar (vgl. REINER et al., 1990, 72). Das bedeutet, dass sich die Erkrankung nicht nur auf die Gefühlswelt auswirkt, sondern die gesamte Person in ihrem körperlichen Empfinden, ihrem Denken, ihrer Gestimmtheit und in ihren Bezügen zur eigenen Person, ihrer Umfeld und zu ihrer Zukunft eingeschränkt wird (vgl. WOLFERSDORF & HEINDL, 2004, 548).

Von den als normal zu bezeichnenden Stimmungstiefs unterscheidet sich die Erkrankung durch die Anzahl, Intensität, Qualität und Dauer der depressiven Einzelsymptome sowie den daraus resultierenden Einschränkungen, den Anforderungen des Alltags nicht gewachsen zu sein. Diese seelischen, körperlichen und sozialen Beeinträchtigungen sind meist derart ausgeprägt, dass sie einer Behandlung durch einen (Fach-)Arzt oder Psychotherapeuten bedürfen (vgl. FUCHS, 2003, 89).

Im Extremfall kann eine depressive Erkrankung zum Verlust des Lebenswillens mit latenter oder akuter Suizidgefährdung führen. Neben dem großen Leid für die Betroffenen zeichnen sich depressive Störungen auch durch Einschränkungen im sozialen Funktionieren, eine Anfälligkeit für physische Erkrankungen sowie zuletzt auch oft ausgedehnte krankheitsbedingte Ausfallzeiten im Beruf und in oder Ausbildung aus. Depressionen sind somit nicht nur für das Individuum belastende, sondern auch gesundheitspolitisch und volkswirtschaftlich relevante Erkrankungen (SCHAUENBURG & ZIMMER, 2005, 436).

2.2 Klassifikation und diagnostische Kriterien depressiver Störungen

Eine große Anzahl an Wissenschaftlern hat sich bemüht, das Phänomen „Depression" zu erfassen und zu erklären. Bisher ist es jedoch nicht gelungen, eine nosologische Einheit an Hand spezifischer Ätiologie (Krankheitsursache), Pathophysiologie, Verläufen und Therapieeffekten, die depressiven Störungen voneinander abzugrenzen. Daher ist die zurzeit einzige wissenschaftlich begründbare Möglichkeit einer Typisierung unterschiedlicher Depressionsformen über die Aspekte Symptomatologie, Schweregrad, Krankheitsdauer und Rückfallrisiko möglich (vgl. BERGER & VAN CALKER, 2004, 542). Dieser Weg wird von den derzeit gültigen Klassifikationssystemen DSM-IV (Diagnostical and Statistic Manual of Mental Disease) der American Psychiatric Association sowie dem von der Weltgesundheitsorganisation (WHO) entwickelten ICD-10 (International classification of Diseases) eingehalten (STOPPE et al. 2006, 4). In Deutschland ist der ICD-10 das verbindliche Diagnosemittel (vgl. HAUTZINGER, 1998, 5). Daher wird dieser im Folgenden skizziert, um die Symptome des Krankheitsbildes darzustellen.

Depressionen zählen in diesem Klassifikationssystem neben Manien, Dysthymien (chronischen depressiven Störungen) und Zyklothymien (chronischen bipolaren Störungen) zu den affektiven Störungen. Diese werden im ICD-10 verschlüsselt unter den F3-Störungen dargestellt. Ausgehend von einer multifaktoriellen Ätiopathogenese verzichtet dieses Klassifikationssystem auf Vermutungen zur Ätiologie und benennt rein beschreibend das psychopathologische Syndrom (z.B. eine depressive Episode), den Schweregrad (leicht, mittel oder schwer), die Dauer (z.B. chronisch) und den Verlauf (z.B. rezidivierend).

Am bedeutsamsten auf Grund ihrer Häufigkeit und Schwere sind unipolare Störungen, zu denen die depressiven Episoden (ICD-10: F32) und die rezidivierenden depressiven Störungen (ICD-10: F33) zählen (vgl. HEGERL & BESSERER, 2006, 77). Abzugrenzen sind diese Störungen von depressiven Episoden, die im Rahmen bipolarer affektiver Störungen auftreten (ICD-10: F31). Unter bipolaren Störungen werden psychische Erkrankungen verstanden, bei denen es neben depressiven Episoden auch zu Stimmungsauslenkungen in Richtung extrem gehobener Stimmung, der so genannten Manie, kommt (vgl. ebd.). Sportliche Maßnahmen gelten in den akut-manischen Phasen, in denen eine hoch dosierte medikamentöse Behandlung und eine Abschirmung von äußeren Reizen und Aktivitäten notwendig ist, als kontraindiziert (vgl. BROOCKS, 2003, 196). Aus diesem Grund liegen zu den bipolaren Störungen kaum wissenschaftliche Untersuchungen über die Effekte von Sport vor. Daher werden in dieser Arbeit nur die unipolaren Depressionen näher dargestellt. Im Mittelpunkt einer depressiven Episode stehen nach ICD-10 die Hauptsymptome „depressive Stimmung", „Verlust von Interesse und Freude" sowie eine „Verminderung des Antriebs". Der verminderte Antrieb beinhaltet eine insgesamt verminderte Energie, die sich durch eine erhöhte Ermüdbarkeit und Aktivitätseinschränkungen äußert. Oft tritt eine deutliche Müdigkeit nach nur kleinen Anstrengungen auf. Die depressive Stimmung ändert sich dabei über einen längeren Zeitraum wenig und der Patient reagiert emotional meist nicht auf die jeweiligen Lebensumstände. Es können jedoch charakteristische Tagesschwankungen auftreten, z.B. ein „Morgentief", bei dem sich die Stimmung im Verlauf des Tages bessert (vgl. DILLING et al., 2000, 139).

Für die Diagnosestellung einer depressiven Episode ist das Bestehen von mindestens zwei der oben genannten Hauptsymptome über einen Zeitraum von mindestens 14 Tagen und länger erforderlich. Zusätzlich müssen weitere depressionsspezifische Zusatzsymptome wie Konzentrationsstörungen, mangelndes Selbstwertgefühl/-vertrauen, Schlafstörungen, Schuldgefühle, Gefühle der Wertlosigkeit, psychomotorische Agitiertheit oder Hemmung, Suizidalität, Appetitverminderung oder -steigerung vorhanden sein (vgl. LAUX, 2005, 493).

Die Symptome treten dabei in unterschiedlicher Anzahl, Ausprägung und Kombination auf. Der Schweregrad einer depressiven Episode wird über die Anzahl der vorhandenen Einzelsymptome festgelegt. Eine leichte depressive Episode beinhaltet neben zwei Hauptsymptomen mindestens zwei Zusatzsymptome. Bei drei bis vier Zusatzsymptomen handelt es sich um eine mittelgradige depressive Episode. Von einer schweren depressiven Episode wird bei drei Hauptsymptomen mit mehr als vier Zusatzsymptomen gesprochen (vgl. HEGERL & BESSERER, 2006, 77).

Einige der genannten Symptome können auffällig sein und ein charakteristisches Bild mit spezieller klinischer Bedeutung ergeben. Dazu zählen ein deutlicher Interessenverlust, Verlust der Freude an normalerweise angenehmen Aktivitäten, eine mangelnde Fähigkeit, emotional zu reagieren, Früherwachen, Morgentief, Gewichts- und Libidoverlust, Hemmung der Agitiertheit (vgl. LAUX, 2005, 493). Treten diese Symptome ausgeprägt auf, dann wird von einem somatischen Syndrom gesprochen. Es wird diagnostiziert, wenn wenigstens vier der genannten Symptome eindeutig feststellbar sind (vgl. DILLING et al., 2000, 140).

Unter dem Begriff „Depression" werden unterschiedliche Erkrankungsformen subsumiert. Zu den wichtigsten zählen:

- depressive Episoden (nach ICD-10) (nach dem DSM-IV werden diese als „Major Depression" bezeichnet
- rezidivierende depressive Episoden
- Dysthymien

Wie bereits dargestellt werden depressive Episode in leichte, mittelgradige und schwere Episoden unterschieden und sind in der Regel durch eine Mindestdauer von zwei Wochen gekennzeichnet. Sie können monophasisch, das heißt einmalig im Leben, auftreten. Bei den meisten Betroffenen kommt es jedoch zu einem wiederholten Auftreten, in diesem Fall spricht man von rezidivierenden depressiven Episoden. Bei dieser Störungsform werden die einzelnen Episoden häufig durch belastende Lebensereignisse ausgelöst (vgl. DILLING et al., 2000, 145).

Unter Dysthymien werden chronische depressive Verstimmungen leichter Art verstanden. Diese beginnen meist im frühen Erwachsenenleben und dauern mehrere Jahre, oftmals auch lebenslang, an. Die Patienten fühlen sich monatelang müde und depressiv, sie empfinden alles als eine Anstrengung und können nichts genießen. Zu den Symptomen zählen häufiges Grübeln und Klagen, sowie Schlafstörungen. Des Weiteren fühlen sich die Patienten insgesamt minderwertig. In der Regel sind sie jedoch fähig, mit den alltäglichen Anforderungen des Lebens fertig zu werden. Bei einer Dysthymie treten die Symptome nur selten so ausgeprägt auf, um sie als eine depressive Episode zu klassifizieren (vgl. DILLING et al., 2000, 150).

2.3 Diagnostik depressiver Störungen

Sowohl der ICD-10 als auch der DSM IV präsentiert psychische Störungen in operationalisierter Form, jedoch ohne Erläuterung der Entstehungsgeschichte, des theoretischen Hintergrunds der Störung oder weiterführende Interpretationen. Auch fehlen in diesen Einteilungen Hinweise auf die Beeinträchtigungen, die Patienten in ihrer Lebensführung hinnehmen müssen sowie Informationen über das Ausmaß von Extraversion und Introversion und über seine Fähigkeiten, Probleme in verschiedenen Lebensbereichen zu bewältigen.

Neben den diagnostischen Leitfragen gibt es daher noch weitere, nahezu unüberschaubare Fremd- und Selbstbeurteilungsinventare zum Depressions-Screening, welche mehrheitlich dem angelsächsischen Bereich entstammen und zum Teil an deutsche Verhältnisse angepasst wurden (vgl. SCHMIDT-TRAUB & LEX, 2005, 27). Ein Überblick der Verfahren zur Depressionsdiagnostik findet sich bei HAUTZINGER & MEYER (2002).

Demnach bieten sich zur Abrundung der Untersuchung mit den diagnostischen Kriterien des ICD-10 folgende Depressionsinventare an:

- Fragebogen zur Depressionsdiagnostik nach DSM-IV
- Beck-Depressions-Inventar
- Allgemeine Depressionsskala
- Hamilton Rating Scale for Depression
- Test zur Erfassung der Schwere einer Depression

Zusätzlich sollten Fragen nach den Bewältigungsmöglichkeiten, Einschränkungen in der Lebensführung und nach der Lebensqualität des Patienten gestellt werden (vgl. SCHMIDT-TRAUB & LEX, 2005, 241).

2.4 Symptomatologie depressiver Erkrankungen

Die Symptome einer depressiven Episode lassen sich nach den gestörten Funktions-bereichen einteilen. Es treten psychische Symptome, psychomotorische Symptome sowie physische Symptome in unterschiedlicher Anzahl und Ausprägung auf.

2.4.1 Psychische Symptome

Zu den psychischen Symptomen zählen depressive Stimmung, Antriebshemmung, Insuffi-zienzgefühle, Hilfs- und Hoffnungslosigkeit sowie Suizidalität.

Die depressive Stimmung lässt sich nach JASPERS (1913) als eine „tiefe Traurigkeit und Hemmung allen seelischen Geschehens" bezeichnen. Insgesamt leiden die Erkrankten an einem reduzierten Lebensgefühl, einer depressiven Herabgestimmtheit (vgl. LAUX, 2003, 1169). Diese Stimmung ist durch äußere Faktoren kaum aufzuhellen, das heißt die Person ist nicht in der Lage, auf freudige Ereignisse adäquat zu reagieren (vgl. BERGER & VAN CALKER, 2004, 550). Die Stimmungsauslenkung kann dabei von einer leicht gedrückten Stimmung bis hin zu einem schwermütigen, scheinbar ausweglosen „Nichts-Mehr-Fühlen-Können", dem „Gefühl der Gefühllosigkeit" reichen, bei dem auch bedrückende äußere Ereignisse keine emotionale Reaktion hervorrufen (vgl. LAUX, 2003, 1169). Das „Gefühl der Gefühllosigkeit" wird von den Erkrankten als besonders quälend beschrieben (vgl. BERGER & VAN CALKER, 2004, 551).

Das Symptom der Antriebshemmung äußert sich als Energielosigkeit und einer erhöhten Ermüdbarkeit. Die Erkrankten sind motivationslos, sie können sich zu nichts aufraffen, sind interessen- und initiativlos und haben Entscheidungsschwierigkeiten (vgl. LAUX, 2003, 1179). Sie erleben sich als kaum belastbar, alltägliche Aufgaben wie Anziehen oder Duschen, aber auch jeglicher Art sozialer Kontakte sind für die Erkrankten erschöpfend und kaum zu bewältigen. Auf Grund ihrer Erschöpfung und Energielosigkeit isolieren sie sich von ihrer Umwelt und ziehen sich oft in ihr Bett zurück. Dabei finden sie jedoch keine Erholung, können nicht zur Ruhe kommen oder schlafen (vgl. BERGER & VAN CALKER, 204, 550).

Die Erkrankten klagen häufig über Angstgefühle, einer quälenden inneren Unruhe sowie das Gefühl der Hilfs- und Hoffnungslosigkeit. Auch in ihrem Denken sind sie gehemmt. Sie klagen über Einfallsarmut und Konzentrationsstörungen. Ihr Denken ist geprägt durch häufiges pessimistisches Grübeln. Die Hemmung ist auch in der Sprache erkennbar. Die Stimme und Sprache kann monoton klingen und durch lange Pausen, langsames Formulieren sowie inhaltlicher Verarmung gekennzeichnet sein (vgl. LAUX, 2003, 1170).

Die Hoffnungs- und Hilflosigkeit kennzeichnen das depressive Denken und treten auch in gesunden Phasen als „pessimistischer Gedankenzug" auf. Dazu gehört die negative Bewertung der eigenen Person im Sinne der kognitiven Triade nach BECK (vgl. 2.7.2.3) sowie Hilf- und Hoffnungslosigkeitseinstellungen (gelernte Hilflosigkeit nach SELIGMANN, siehe auch 2.7.2.3) verbunden mit einer Resignation, Verzweiflung und Perspektivlosigkeit. Diese Bewertungen und Einstellungen sind als Grundeinstellung der Person zu charakterisieren (vgl. LAUX, 2003, 170).

Das Insuffizienzgefühl wird durch die Gedanken der Erkrankten geprägt. Das „Nicht-Können", der Gedanke von Insuffizienz, Schuld, Minderwertigkeit, der Glaube, nicht geliebt zu werden und insgesamt überflüssig zu sein, sind die zentralen Themen ihrer Gedanken. In extremen Fällen können sich diese Gedanken bis hin zu unkorrigierbaren Wahnvorstellungen steigern (Schuld-, Versündigungs- oder Nichtigkeitswahn), zum Teil mit halluzinatorischen Symptomen. In diesem Fall wird einer psychotischen Ausgestaltung der Depression diagnostiziert (vgl. BERGER & VAN CALKER, 2004, 553).

Aus dem Insuffizienzgefühl heraus resultiert ein ausgeprägtes Suizidrisiko. Fast alle depressiven Patienten beschäftigen sich im Verlauf ihrer Erkrankung mit dem Gedanken, dass es für sie als auch für ihre Familie besser sei, tot zu sein, als diesen Zustand weiter ertragen zu müssen. In etwa 80% der Fälle besteht der Wunsch, an einer unheilbaren Erkrankung oder einem Unfall zu sterben (vgl. ebd.). Häufig entsteht aber auch eine Suizidideen, bis zu 60% der Erkrankten weisen konkrete Suizidversuche in ihrer Krankengeschichte auf und etwa 10 bis 15% begehen Suizid (vgl. LAUX, 2003, 1170).

Suizidgedanken depressiver Menschen korrelieren v.a. mit Hoffnungslosigkeit, Schuld-gefühlen, geringer Selbstachtung, früheren stationären psychiatrischen Behandlungen und niedrigem Funktionsniveau (vgl. ebd.). Insgesamt stellen Depressionen mit etwas 50% die häufigste Ursache für Suizide dar (vgl. BERGER & VAN CALKER, 2004, 554).

2.4.2 Psychomotorische Symptome

Diese Symptome können sich zum Einen als psychomotorische Gehemmtheit, zum Anderen aber auch als eine Agitiertheit äußern. Depressiv Erkrankte wirken in der Regel verlangsamt. Sie sind in ihrer Gestik und Mimik reduziert und ihre Sprache ist leise, lang-sam und zögerlich. Das Gespräch mit einem depressiven Patienten kann daher sehr müh-sam gestalten. Die Gehemmtheit kann sich in schweren Fällen bis hin zu einem depressiven Stupor steigern, wobei der Patient wie erstarrt wirkt. In solchen Fällen ist eine Kontakt-aufnahme kaum mehr möglich, oft nehmen diese Patienten auch keine Nahrung mehr zu sich (vgl. BERGER & VAN CALKER, 2004, 552).

Andererseits kann sich auf psychomotorischer Ebene auch eine Agitiertheit, eine Ruhe-losigkeit, bemerkbar machen. Diese kann durch eine quälende innere Unruhe ausgelöst werden. Die Erkrankten fühlen sich durch eine unerklärliche Beunruhigung getrieben, laufen unaufhörlich herum, ringen mit den Händen oder führen ähnliche nervöse, stereotype Bewegungen aus. Die Agitiertheit kann sich auch auf verbaler Ebene bemerkbar machen. Die Patienten reden ungebremst, jammernd und klagend. Zu ihren Bezugspersonen verhal-ten sie sich häufig anklammernd. Diese für die Umgebung oft unerträgliche stereotype Klagen und um Hilfe suchen ist ein Ausdruck schwerster, kaum erträglicher innerer Leiden (vgl. ebd.).

2.4.3 Physische Symptome

Im Rahmen der Erkrankung kann eine Vielzahl an somatischen und vegetativen Beschwer-den auftreten. Im Zentrum der physischen Symptome steht der Verlust des „Elan Vital". Diese so genannte Vitalstörung äußert sich in einer allgemeinen Schwung-, Kraft- und Energielosigkeit sowie Schlafstörungen (vgl. LAUX, 2003, 1170). Zu den häufig genannten somatischen Beschwerden zählen Appetitverlust aber auch -steigerung, Obstipation, Kopf-schmerzen, Muskelkrämpfe, Herzbeschwerden, Ohrgeräusche, Übelkeit und Magen-beschwerden, Schwindel und Kreislaufbeschwerden sowie Libidoverlust und Störungen der Sexualfunktion (vgl. BERGER & VAN CALKER, 2004, 554).

Ungefähr 10% der Erkrankten erleben vordergründig diese körperlichen Beschwerden, so dass sie beim Aufsuchen eines Arztes nur diese, nicht aber ihre depressive Stimmung erwähnen. Dies führte zu Begriffen wie der „lavierten" oder „maskierten" Depression, die sich hinten den unspezifischen körperlichen Symptomen verbirgt (vgl. ebd.).

Die Vielzahl der Symptome verdeutlicht, dass es sich bei einer Depression um ein komplexes und alle Lebensbereiche einschränkendes Krankheitsbild handelt. Depressive Patienten zeigen dabei ganz unterschiedliche Beschwerdemuster in jeweils unterschiedlicher Ausprägung (vgl. SCHMIDT-TRAUB & LEX, 2005, 230).

Um die Diagnose einer primär depressiven Störung zu stellen dürfen die Beschwerden nicht durch andere Erkrankungen oder Umstände wie beispielsweise normale Trauerreaktionen, Drogeneinfluss oder körperliche Erkrankungen ursächlich sein (vgl. HAUTZINGER, 2006, 13). Daher ist bei der Diagnose zunächst darauf zu achten, ob die depressive Störung eine Nebenwirkung von Medikamenten- oder Drogeneinnahmen, oder Folge einer körperlichen Grunderkrankung ist. Patienten, die Beta-Blocker einnehmen, aber auch Diabetiker, Tumoroder Parkinsonpatienten entwickeln beispielsweise depressive Verstimmungen. Eine gründliche allgemeinmedizinische Untersuchung ist dringend notwendig, um den Verdacht auf körperliche oder pharmakologische Einflüsse zu überprüfen, da sie das therapeutische Vorgehen beeinflussen (vgl. SCHMIDT-TRAUB & LEX, 2005, 213).

2.5 Komorbidität depressiver Erkrankungen

Das Krankheitsbild der Depression weist eine hohe Rate an komorbiden Erkrankungen auf. Komorbide Erkrankungen sind Krankheitsbilder, die gleichzeitig oder in der Folge des primären Krankheitsbildes entstehen. In etwa 75 bis 90% der Fälle kommt es neben der depressiven Störung zu weiteren psychischen Erkrankungen. Dabei ist ein gleichzeitiges Vorkommen oder eine Überlappung mit Angststörungen (Phobien, sozialen Ängsten, Panikstörungen, generalisierte Angststörungen), Zwängen, posttraumatischen Belastungsstörungen, Essstörungen, Substanzmissbrauch, Substanzabhängigkeiten, Schlafstörungen, sexuelle, somatoforme und psychophysiologische Störungen, schizophrene Störungen, hirnorganischen Störungen, zerebralem Abbau sowie mit verschiedenen Persönlichkeitsstörungen möglich. Es ist jedoch kaum zuverlässig zu beantworten, ob die Depression primär oder erst in der Folge der anderen psychischen Erkrankung auftritt. Befragungen an

Probanden haben ergeben, dass zwischen 60 bis 80% der Patienten die Depression subjektiv später als die anderen Schwierigkeiten und Störungen wahrgenommen haben (vgl. HAUTZINGER, 1998, 18). Des Weiteren besteht insbesondere ein erhöhtes Krankheitsrisiko im Bereich somatischer Erkrankungen. Psychisch kranke Menschen, zu denen depressive Patienten zählen, haben insgesamt ein erhöhtes allgemeines Krankheitsrisiko (Morbiditätsrisiko) und eine reduzierte körperliche Leistungsfähigkeit (vgl. MÜLLER, 2004, 123). So konnte beispielsweise nachgewiesen werden, dass Depressive ein erhöhtes Risiko haben, an gefäßbedingte Herzerkrankungen, Hirnblutungen oder Schlaganfällen, Asthma bronchiale, Allergien (z.b. Heuschnupfen), Diabetes mellitus, Magen- und Zwölffingerdarmgeschwüre und Infektionserkrankungen zu erkranken (vgl. SCHAUENBURG & ZIMMER, 2005, 438). Nach HAUTZINGER (2006) könnte das erhöhte Morbiditätsrisiko auf eine allgemeine Schwächung des Immunsystems zurückzuführen sein (vgl. ebd., 17). Gegenüber psychisch gesunden Menschen haben Patienten mit einer schweren depressiven Erkrankung ein zwei- bis vierfach erhöhtes Risiko, ein metabolisches[1] Syndrom zu entwickeln. Das metabolische Syndrom ist ein Risikofaktor für die Ausbildung von kardiovaskulären Erkrankungen und Diabetes mellitus (vgl. KAHL, 2005, 857).

Die Suche nach den pathophysiologischen Mechanismen, welche die Ursache für das erhöhte Morbiditätsrisiko sind, hat zu der Erkenntnis geführt, dass es bei Depressiven zum Einen zu biologische Veränderungen kommt und zum Anderen ist das Krankheitsbild mit negativen Gesundheitsverhaltensweisen verbunden, die das Risiko und das Auftreten körperlicher Erkrankungen begünstigt. Auf biologischer Seite hat CARNEY (1993) beispielsweise festgestellt, dass es bei depressiven Personen zu einer Zunahme der ventrikulären Extrasystole kommt, die koronare Herzkrankheiten begünstigt. In Bezug auf das Gesundheitsverhalten konnte festgestellt werden, dass es Depressive seltener schaffen, mit dem Rauchen aufzuhören, dass sie weniger Sport treiben (vgl. bspw. FARMER et al. 1988) und sich auch weniger zuverlässig bei verordneter Diät oder Medikamenteneinnahme (vgl. bspw. DiMATEO et al., 2000) verhalten (vgl. LEDERBOGEN, 261, 260). Dies verdeutlicht, dass durch eine depressive Störung das allgemeine Krankheitsrisiko erhöht sein kann und Krankheiten entstehen können, welche die allgemeine Lebenserwartung senken.

---

[1] Das metabolische Syndrom, auch das tödliche Quartett genannt besteht aus folgenden Krankheitsbildern: Adipositas, Diabetes, Fettstoffwechselstörung und Bluthochdruck

2.6 Epidemiologie depressiver Störungen

Die epidemiologische Forschung untersucht Krankheiten und ihre Verteilung innerhalb einer definierten Population. Das Hauptziel solcher Erhebungen ist, Informationen über Verlauf sowie kausalen Bedingungen von Erkrankungen zu erhalten, um vorbeugende Maßnahmen zur Verminderung des Auftretens oder zur Reduktion der Beeinträchtigung treffen zu können. Mit Hilfe der gewonnenen Erkenntnisse lassen sich geeignete Versorgungs- und Therapieleistungen planen (vgl. SCHMIDT-TRAUB & LEX, 2005, 17). Untersuchungen der Weltgesundheitsorganisation (WHO) haben ergeben, dass ca. 121 Millionen Menschen weltweit an einer depressiven Störung leiden. Vor allem in hoch entwickelten Staaten konnte ein hohes Aufkommen nachgewiesen werden. Nach Schätzungen der WHO werden Depressionen im Jahr 2020 die zweithäufigste Volkskrankheit sein (vgl. WHO, 2007). Epidemiologisch gesehen sind sie derzeit die dritthäufigste psychische Störung in der Gesamtbevölkerung und die zweithäufigste in der Hausarztpraxis. Demnach wird jeder vierte irgendwann in seinem Leben depressiv.

Seit den 40er Jahren des 20. Jahrhunderts nehmen Depressionen weltweit zu. Zunehmen sind auch jüngere Menschen betroffen: Vor einigen Jahren lag der Ersterkrankungsgipfel zwischen dem 30. und 40., heute zwischen dem 18. und 25. Lebensjahr (vgl. SCHMIDT-TRAUB & LEX, 2005, 17). Während lange davon ausgegangen wurde, dass Depressionen häufiger im höheren als im niedrigeren Lebensalter auftreten, belegen neuere Ergebnisse, dass Depressionen in beiden Altersgruppen etwa gleich häufig vorkommen. Es konnte vielmehr gezeigt werden, dass das Risiko für das erste Auftreten einer ernsthaften Depression im Alter geringer ist (vgl. HAUTZINGER, 2006, 19).

In Deutschland liegt nach den Ergebnissen des Bundesgesundheitssurveys (1998) die Prävalenz[2] unipolarer depressiver Störungen bei 18 bis 65jährigen Personen in der Gesamtbevölkerung bei 10,9%. Das bedeutet, dass in einem Zeitraum von zwölf Monaten zwischen fünf und sechs Millionen Menschen dieses Altersbereichs an einer Depression erkrankt sind oder waren. Frauen sind mit einem Anteil von 14,2% etwa doppelt so häufig wie Männer betroffen. Bei Männern liegt der Anteil bei 7,6% (vgl. WITTCHEN & JACOBI, 2006, 23).

Die Wahrscheinlichkeit, an einer depressiven Episode oder Dysthymie zu erkranken liegt bei Männern bei etwa 12%, bei Frauen bei etwa 26%. Das bedeutet, dass etwa jede vierte Frau

---

[2]epidemiologische Häufigkeit aller Fälle einer bestimmten Krankheit in einer Population zum Zeitpunkt der Untersuchung

und jeder sechste Mann im Laufe seines Lebens an einer Depression erkrankt (vgl. HAUT-ZINGER, 2006, 19). Die Gesamtschau der Daten verdeutlicht, dass ein signifikanter Teil der Bevölkerung an depressiven Störungen leidet. Daher kann die „Depression" als eine Volkskrankheit bezeichnet werden.

2.7 Ätiologie unipolarer Depressionen

Das Wissen über die Ursachen der Entstehung von affektiven Erkrankungen ist noch lückenhaft. Zum heutigen Stand der Forschung wird von einer multifaktoriellen Ätiopathogenese ausgegangen. Es handelt sich um eine Reihe sich untereinander und nebeneinander beeinflussenden Ursachen, welche in der Anlage und in der Umwelt des erkrankten Menschen zu suchen sind. Dazu zählen biologische (genetische, konstitutionelle und biochemische) sowie psychosoziale (persönlichkeitsstrukturelle, psychologische und soziale) Faktoren. Depressionen treten in Wechselwirkung mit externen Stressoren, kritischen Lebensereignissen und persönlichen Problemen auf, aber auch im Zusammenhang mit biologischen Rhythmen, neurologisch-hormonellen sowie immunologischen Erkrankungen und Gehirnabbauprozessen. Außerdem kommen sie auch als Nebenwirkungen von Medikamenten vor (vgl. HÖFFLER et al., 2006, 6).

Im Folgenden werden die wichtigsten Theorien und Modelle zu den Entstehungszusammenhängen überblicksartig vorgestellt.

2.7.1 Biologische Faktoren depressiver Erkrankungen

Zu den biologischen Faktoren zählen erbgenetische Befunde, Dysfunktionen im Bereich der Neurotransmission, neuroendokrine und immunologische Faktoren sowie chronobiologische Phänomene.

2.7.1.1 Genetische Befunde

Nach heutigen Erkenntnissen spielen Erbfaktoren für die Entwicklung einer depressiven Erkrankung eine wichtige Rolle. Wissenschaftler im Bereich der Genetik konnten durch Familien-, Zwillings- und Adoptionsstudien belegen, dass bei manchen Menschen eine genetische Prädisposition für depressive Störungen besteht. Nach BERGER (1999) kann für Angehörige ersten Grades einer depressiven Person das Erkrankungsrisiko eineinhalb bis doppelt so hoch eingeschätzt werden wie in der nicht vorbelasteten Bevölkerung (vgl. STOPPE et al., 2006, 2). Ein isoliertes „Depressions-Gen" konnte bisher jedoch nicht nachgewiesen werden. Nach BERGER & VAN CALKER (2004) ist anzunehmen, „[ ] dass der Großteil affektiver Erkrankungen durch Alterationen auf verschiedenen Genen verursacht wird und dass sich diese in verschiedenen Familien und bei den jeweils erkrankten Individuen in unterschiedlicher Weise kombinieren" (BERGER & VAN CALKER, 2004, 566). Diese genetische Prädisposition kann jedoch nur ein Teilfaktor für die Krankheitsentstehung darstellen. Zwillingsstudien haben belegt, dass selbst bei genetisch identischer Ausstattung weniger als die Hälfte der Zwillingspartner des depressiven Patienten auch erkrankte (vgl. HEGERL, 1999, 34). Dadurch wird klar, dass lediglich die Vulnerabilität vererbt wird. Für das Auftreten der Erkrankung müssen somit weitere Auslösefaktoren eine Rolle spielen (vgl. BERGER & VAN CALKER, 2004, 566).

2.7.1.2 Biochemische Erklärungsansätze

Die neurobiologische Forschung der letzten Jahrzehnte hat die Annahme erhärtet, dass bei depressiven Erkrankungen neurochemische Störungen der Reizübertragung und Weiterleitung im Zentralnervensystem (ZNS) eine entscheidende Rolle spielen. In diesem Forschungszweig wurden insbesondere Hypothesen entwickelt, nach denen depressive Erkrankungen mit einer Verminderung der Neurotransmitter Noradrenalin und Serotonin zusammenhängen sollen (die so genannte Amindefizithypothesen: Serotoninmangelhypothese, Katecholamin-/Noradrenalinmangelhypothese). Es steht mittlerweile außer Frage, dass bei depressiven Störungen Veränderungen der Neurotransmission vorliegen (vgl. LAUX, 2003, 1161). Allerdings kann bisher „[...] keine Neurotransmitter- und Rezeptorstörungen für sich genommen, kein pathologisch-anatomischer Befund und kein Befund der funktionellen Bildgebung allein die Pathophysiologie der Depression mit ihren affektiven, kognitiven und vegetativ-somatischen Symptomen erklären" (NEUMANN & FRATSCH, 2005a, 514).

Störungen der Neurotransmittersysteme

BUNNEY, DAVIS und SCHILDKRAUT (1965) entwickelten die ursprüngliche Katecholaminhypothese. Sie postulierten, dass ein funktionales Defizit, somit ein Mangel, der die Funktionsfähigkeit beeinträchtigt, von Noradrenalin (NA) in wichtigen stimmungsregulierenden, zentralen noradrenergen Funktionssystemen für die Erkrankung verantwortlich sind.

Diese Hypothese wurde unter Einbezug weiterer Katecholamine, dem Serotonin (5-HT) und Dopamin (DA), zur Monoaminmangelhypothese erweitert. Der Hypothese nach sind Veränderungen der chemischen Botenstoffe im Gehirn für das Auslösen und den Verlauf depressiver Krankheitsbilder verantwortlich (vgl. BERGER & VAN CALKER, 2004, 567).

Entweder sind die Botenstoffe in zu geringer Konzentration vorhanden oder die synaptische Übertragung funktioniert nicht ausreichend. Produziert werden diese Stoffe vor allem im limbischen System des ZNS (vgl. SCHWENKMETZGER, 1985, 124). In diesem Bereich werden die autonomen Funktionen wie z.B. Schlaf, Kreislauf, endokrine Steuerung, Instinktvorgänge, aber vor allem die Affekte reguliert. Das heißt, dass hier die Emotionen ausgelöst und gesteuert werden (vgl. SILBERNAGEL & DESPOPOULOS, 2001, 330).

Die Monoaminmangelhypothese wurde zunächst gestützt durch die Erkenntnisse der Wirkungsweise antidepressiver Medikamente, welche zu einer Anreicherung der genannten Neurotransmitter im synaptischen Spalt führten. Unklar ist jedoch, warum die antidepressive Wirkung - obschon die pharmakologischen Effekte unmittelbar nach Gabe der Antidepressiva in Blut, Urin und Liquor der Patienten nachweisbar sind - erst nach ein bis zwei Wochen Latenzzeit einsetzte und die Symptomatik verbessert (vgl. BERGER & VAN CALKER, 2004, 568).

Dieser verzögerte Wirkungseintritt lässt sich dahingehend erklären, dass möglicherweise nicht die Botenstoffe, sondern die durch die erhöhte Konzentration entstehenden Adaptationsprozesse und Empfindlichkeitsveränderungen an den Rezeptoren für den antidepressiven Effekt zuständig sind (vgl. ROSE, 2004, 272).

In Tierversuchen konnte nachgewiesen werden, dass eine chronische Applikation das heißt eine langfristige Medikamentenverabreichung, von typischen Antidepressiva die Anzahl und Bindungskapazität insbesondere der Beta-Rezeptoren, verändert. Dabei konnte eine Down-Regulation, das heißt eine Empfindlichkeitsveränderung der Beta-Rezeptoren, nachgewiesen werden. Aus dem Befund, dass Antidepressiva die gleiche Zeitspanne benötigen, um eine Beta-Down-Regulation sowie therapeutische Effekte zu erzielen, ließ sich folgern, dass eine Übersensitivität der Beta-Rezeptoren eine wichtige pathogenetische Rolle während der depressiven Erkrankung spielt. Die Hypothese, dass eine Korrektur der Supersensitivität das entscheidende therapeutische Prinzip der Antidepressiva ist, konnte in Untersuchungen an Menschen jedoch nicht eindeutig nachgewiesen werden (vgl. BERGER & VAN CALKER, 2004, 568).

Heute wird davon ausgegangen, dass eine Balancestörung im Verhältnis der Konzentration der Neurotransmitter eine Depression auslöst (vgl. ROSE, 2004, 272). Demnach sind Depressionen kaum auf die Störung eines Transmittersystems oder eines Rezeptors zurückzuführen. Vielmehr scheint es sich um eine „Dysbalance multipler Transmittersysteme" zu handeln. „Störungen im Transmittersystem sind eher als Vulnerabilitäts- oder den Krankheitsverlauf komplizierende Faktoren anzusehen. Daraus lässt sich folgern, dass Defizite und Fehlregulationen im Aminohaushalt keine notwendige Bedingung für affektive Störungen darstellen, ebenso wenig wie Rezeptorenveränderungen zwangsläufig eine Depression induzieren" (HAUTZINGER, 1998, 36).

Neuroendokrinologische Modelle

Die beschriebenen Transmittersysteme sind komplex, spezifisch organisiert und werden durch Neuropeptide und neuroendokrinologische Substanzen moduliert. Die neuroendokrinologische Befunde weisen insbesondere auf Störungen der Regulation der Hypothalamus-Hypophysen-Nebennierenrinden-Achse (HHNA) bzw. Schilddrüsenachse hin (vgl. LAUX, 2003, 1163).

Gegenstand der Forschung in der Neuroendokrinologie ist u.a. die festgestellte erhöhte Aktivität des Kortisolsystems bei vielen depressiven Patienten, die als Hyperkortisolismus bezeichnet wird (vgl. BERGER & VAN CALKER, 2004, 572). Im Mittelpunkt des Modells steht das „Corticotrope Releasing Hormon", kurz CRH. CRH reguliert die Ausschüttung des Stresshormons Kortisol. Es konnte nachgewiesen werden, dass sich Depressive in einer Art Dauerstress befinden, da sie erhöhte Kortisol- und CRH-Werte aufweisen. Daraus lässt sich eine Überaktivität der „Stressachse", der Hypothalamus-

Hypophysen-Nebennierenrinden-Achse (HHNA) ableiten. Diese Überaktivität wurde bis in die Mitte der 70er Jahre des letzten Jahrhunderts als eine inadäquate Stressreaktion gedeutet. Demnach war die unbewusste und bewusste Abwehr von Belastungen für das Ausmaß des Hyperkortisolismus verantwortlich. Später änderte sich die Sichtweise und die erhöhte Aktivität des Kortisolsystems wurde als so genannter „biologischer Marker", also als genetisch bedingte Ursache der Depression, angesehen (vgl. ebd.). Als neuroendokrinologische Risikofaktoren gelten nach heutigem Stand der Forschung erhöhtes Kortisol, Dexamethasontest-Nonsuppression, erniedrigtes ACTH sowie ein pathologischer Dexamenthason-CRH Test (vgl. LAUX, 2003, 1163). Dennoch stellt keiner dieser Ansätze eine befriedigende Basis für eine allgemeingültige Diagnose dar. Obschon Veränderungen der neuroendokrinen Regelkreise aufgezeigt werden konnten, ist auch hier unklar, inwiefern diese Veränderungen Ursachen oder Folge des Krankheitsgeschehens sind (vgl. ROSE, 2004, 272).

Immunologische Faktoren

Auch immunologische Faktoren scheinen von Bedeutung für die Pathophysiologie der Depression zu sein. Es wird vermutet, dass eine Hypersekretion von Zytokinen (Proteine, die als Mediatoren immunologische Reaktionen regulieren), wie Interleukin (IL-)1β und IL-6 sowie eine reduzierte Aktivität von Killerzellen von Bedeutung sind. Es gilt als erwiesen, dass Depressionen einhergehen mit Zeichen einer Immunsuppression (Unterdrückung von Immunreaktionen), der Aktivierung zellvermittelter Immunität sowie einer Akut-Phase-Antwort. Durch eine wiederholte Gabe von Antidepressiva werden bei Depressiven die Immun- und Akut-Phase-Reaktionen reduziert (vgl. LAUX, 2003, 1163).

Chronobiologischer Aspekt

Die Beobachtung, dass depressive Symptome häufig bestimmten Rhythmen und Phasen folgen, hat die chronobiologische Forschung angeregt. In dieser Forschungsrichtung werden die Mechanismen untersucht, welche die menschlichen Organfunktionen periodisch steuern, die allgemein auch als „innere Uhr" oder „Biorhythmus" bekannt sind. Im Blickpunkt des Interesses stehen dabei tages- und jahreszeitlich bedingte Steuerungsvorgänge der vegetativen Funktionen des menschlichen Organismus. Hierüber lassen sich beispielsweise saisonale Bindungen (z.B. „Winterdepression"), die Tagesschwankungen und die Schlafstörungen bei depressiven Patienten erklären (vgl. LAUX, 2003, 1164). Die vegetativen Funktionen eines menschlichen Organismus werden normalerweise durch die „innere

Uhr" in einer 24-Stunden-Rhythmik geregelt. Hierbei spielt der Schlaf-Wach-Rhythmus eine entscheidende Rolle. Gestörter Schlaf ist das häufigste und meist initiale Symptom depressiver Erkrankungen. Besonders charakteristisch sind Veränderungen und eine Desynchronisation des REM-Schlaf-Musters. Die REM-Phase ist die Tiefschlafphase, in der schnelle Augenbewegungen unter den geschlossenen Augenliedern verzeichnet werden können. Untersuchungen haben gezeigt, dass der Schlafrhythmus Depressiver eine verkürzte REM-Latenz im Vergleich zu gesunden Menschen aufweist. Demnach kommt es zu einer Verkürzung der Zeit vom Einschlafen bis zur ersten Traumphase. Diese Phase ist wiederum verlängert und mit einer schnelleren Augenbewegung, einer erhöhten REM-Intensität, korreliert (vgl. BERGER & VAN CALKER, 2004, 571f). Der antidepressive Effekt einer Schlafentzug-Therapie (siehe 3.5) weist auf die zentrale Rolle des Schlafs sowie auf eine chronobiologische Verankerung depressiver Symptomatologie hin.

2.7.2 Psychosoziale Aspekte depressiver Erkrankungen

2.7.2.1 Persönlichkeitsfaktoren

Unter dem Aspekt der Persönlichkeitsfaktoren hat im deutschen Sprachraum das von TEL-LENBACH (1974) entwickele Konzept des „Typus melancholicus" eine besondere Bedeutung erlangt. Demnach ist der Depressive, eine charakteristische prämorbide Persön-lichkeit, die ihn für das Krankheitsbild einer Depression prädisponiert (vgl. ROSE, 2004, 272; HUBER, 1988, 51). Diese Wesensstruktur ist gekennzeichnet durch das Phänomen der Ordentlichkeit, Wertkonservativismus und strenge Bezogenheit auf Leistung, Normen und Ordnung. TELLENBACH hat dazu die Begriffe „Inkludenz" (Einschränkung des Daseins in die Grenzen einer strengen Ordnungswelt) und „Remanenz" (ständiges Zurückbleiben hinter selbstgesetzten Ansprüchen) eingeführt. Im Vordergrund steht dabei das Phänomen der Ordentlichkeit, welches gekennzeichnet ist durch eine überdurchschnittliche Empfind-lichkeit des Gewissens in Bezug auf personelle und sachliche Bezüge. Das bedeutet, dass diese Personen beispielsweise viel Wert auf einen geordneten Tagesplan, Verlässlichkeit, Überschaubarkeit und Bescheidenheit legen. Des Weiteren haben sie ein hohes Anspruchs-niveau an sich selbst sowie eine hohe Leistungsmotivation und streben nach Anerkennung und Wertschätzung durch die Menschen in ihrer sozialen Umgebung (vgl. BERGER & VAN CALKER, 2004, 576).

Nach BERGER & VAN CALKER (2004) kann der „Typus melancholicus" als eine struk-turelle Kompensation, um nicht depressiv zu erkranken angesehen werden. Es könnte demnach sein, dass Menschen mit einer gesteigerten Vulnerabilität für Depressionen versuchen, sich durch eine stabile, kontrollierte und strukturierte Lebensführung und durch soziale Anerkennung und Unterstützung unbewusst vor dem Ausbruch der Erkrankung zu schützen. Versagen diese Schutzfaktoren, dann kann das zu einer depressiven Erkrankung führen (vgl. ebd.).

2.7.2.2 Psychodynamische Aspekte

Die psychodynamischen Konzepte stammen dem Gebiet der Psychoanalyse. Diese beziehen sich sowohl auf die triebpsychologischen Theorien und die Objektbeziehungstheorien der Ich-Psychologie. Nach dem psychoanalytischen Dispositionsmodell für depressive Erkrankungen entsteht das Krankheitsbild aus einer Störung des Selbstwertgefühls, einer so genannten narzisstischen Krise und einer fehlverarbeiteten, gegen sich selbst gerichteten Aggressivität (vgl. BERGER & VAN CALKER, 2004, 576).

Die Disposition an einer Depression zu erkranken wird der Theorie nach durch eine frühkindliche, psychische und interaktionelle Fehlentwicklung bedingt. Ein Säugling, der hilflos und abhängig ist, erfährt das Gefühl der Sicherheit durch eine symbiotische Beziehung zu seiner Mutter. Demnach ist das Gefühl der Selbstsicherheit des Säuglings ausschließlich über die liebevolle Zuwendung seiner allmächtigen und noch nicht von ihm als getrennt erlebten Mutter bedingt. Dies schützt ihn vor der Erkenntnis der vollkommenen Hilflosigkeit und Abhängigkeit und vor „depressiven Gefühlen" (vgl. BERGER & VAN CALKER, 2004, 576).

Normalerweise kommt es in der Entwicklung zu einer zunehmenden Individualisierung und Separation des Kindes von der Mutter. Für das Gelingen dieses Schrittes wird eine ausreichende Internalisierung der mütterlichen Funktion, insbesondere der „narzisstischen Zufuhr" angenommen. Bei Personen, die später an einer Depression erkranken, wird dieser Schritt als gestört erachtet. Die Trennung von der Mutter erfolgte entweder zu abrupt oder aber die Mutter erlaubte die notwendige, schrittweise Ablösung nicht. Unter diesen Umständen bleiben eine verstärkte Abhängigkeit von symbiotischen Objektbeziehungen sowie eine Abhängigkeit ständiger äußerer narzisstischer Zufuhr vorhanden (vgl. ebd.).

2.7.2.3 Kognitive und lerntheoretische Modelle

Das kognitive Depressionsmodell von BECK entstand in den sechziger Jahren des letzten Jahrhunderts und postuliert, dass Depressionen auf gestörten kognitiven Abläufen beruhen (vgl. BERGER & VAN CALKER, 2004, 579). Dieser Ansatz beinhaltet, dass eine Depression durch negative, selbstabwertende Wahrnehmungs- und Denkprozesse bedingt wird und auch entsprechende Verhaltensweisen nach sich zieht. Die Wahrnehmungen, Denkprozesse und kognitiven Schemata von Depressiven sind willkürlich, selektiv, negativ verzehrt und somit fehlerhaft. BECK geht von drei zentralen Annahmen aus: der kognitiven Triade, den Schemata und den kognitiven Fehlern. Die Kognitive Triade besagt, dass der Depressive erstens sich selbst, zweitens seine Umwelt und drittens seine Zukunft negativ wahrnimmt und auch keine positive Veränderung erwartet. Kognitionen Depressiver sind gekennzeichnet durch willkürliche negative Schlussfolgerungen, absolutistisches Denken und überhöhte Anforderungen an die eigene Person, die oftmals nicht erfüllt werden können. Dadurch entsteht bei Ihnen das Gefühl und der Glaube daran, persönlich vollkommen gescheitert zu sein (vgl. SCHMIDT-TRAUB & LEX, 2005, 239).

Unter den Schemata versteht BECK aus der kognitiven Triade resultierende, im Laufe der Entwicklung geformte Verarbeitungsmuster, die negativ geprägt sind und so die Wahrnehmung verzerren. Der Depressive eignet sich demnach eine objektiv nicht nachvollziehbare, selektive und ihm schadende Realitätswahrnehmung an, auch wenn ihm positive Lebensaspekte eigentlich zugänglich sind. In ähnlichen Situationen werden dann unbewusst immer die gleichen Schemata ausgelöst. Die eingehenden Informationen werden an die vorhandenen negativen Schemata angepasst, was zum Einen eine Verfestigung dieser Schemata, zum Anderen aber auch eine Generalisierung nach sich zieht.

Als kognitiven Fehler bezeichnet BECK die auffällige dysfunktionale Informationsaufnahme und deren Verarbeitung. Dazu zählen willkürliche Schlussfolgerungen aus Ereignissen trotz gegensätzlicher Beweise, selektive Abstraktion und Herausheben unbedeutender Details, Übergeneralisierungen bestimmter Aussagen, verzerrte Fehleinschätzung von Ereignissen (Minimierung oder Maximierung) und Personalisierung ohne tatsächlichen Grund (vgl. KRAUSE, 1997, 77).

Nach dem lerntheoretischen Verstärker-Verlust-Konzept nach LEWINSOHN (1994) entstehen Depressionen durch einen Mangel an positiven Rückmeldungen aus der Umwelt, den so genannten positiven Verstärkern, die mit Persönlichkeitsmerkmalen in Beziehung stehen. Dieser Mangel wird hervorgerufen durch eine geringe Anzahl positiver, verstärkender Ereignisse aus der Umwelt, eine geringe Verfügbarkeit sowie die geringe Aktivität der Person. Die Menge an verstärkenden und stimmungsaufhellenden Aktivitäten der Ereignisse bestimmt das Ausmaß der verfügbaren positiven Verstärkung. Depressive zeigen durch ihre Passivität kaum Verhaltensweisen, die verstärkt werden können. Vielmehr zeigen sie Verhaltensweisen wie ständiges Grübeln und Inaktivität. Ihnen fehlen Handlungs-alternativen, ihre Umgangsformen sind meist gestört (sie sind wortkarg, mürrisch, zu sehr auf sich selbst bezogen, abhängig und um Hilfe suchend). Sie befinden sich in einer Art Schneckenhaus und sind Ich-bezogen, was den Teufelskreis der negativen Verstärkung in Gang hält (vgl. SCHMIDT-TRAUB & LEX, 2005, 238).

Einen weiteren lerntheoretischen Ansatz liefert das Hilflosigkeitsmodell von SELIGMANN (1979; 1986), welches er zunächst auf Grund von tierexperimentellen und in der Folge durch Untersuchungen an Menschen aufgestellt hat (vgl. BERGER & VAN CALKER, 2004, 578). Demnach wird durch negative Sozialisationsbedingungen das Gefühl der Hilf-losigkeit hervorgerufen. Wenn ein Kind zuviel Kritik an seiner Person und seinem Handeln, jedoch zu geringe warmherzige Zuwendung durch wichtige Bezugspersonen sowie über-höhte moralische und leistungsbezogene Erziehungsnormen und keine kindgerechte soziale Unterstützung erfahren hat, dann entwickelt sich das Gefühl der Hilflosigkeit. Das Kind lernt nicht, dass es aus eigener Kraft und den eigenen vorhandenen Fähigkeiten schwierige Situationen meistern, oder gute Leistungen erbringen kann. Das so gelernte Programm bleibt auch im Erwachsenenalter vorhanden.

Des Weiteren führen nach SELIGMANN aversive Ereignisse, die nicht kontrollierbar sind, ebenfalls zu einem Hilflosigkeitsgefühl, welches in depressives Erleben übergehen kann. Unter aversiven Ereignissen werden solche Ereignisse verstanden, die mit einem unange-nehmen Empfinden verbunden sind (vgl. SCHMIDT-TRAUB & LEX, 2005, 239). Wenn keine Möglichkeit besteht, diesen Situationen auszuweichen, man ihnen gewissermaßen hilflos gegenübersteht, dann entstehen Symptome wie Erschöpfung, Apathie und Antriebs-verluste. Diese Symptome finden sich typischerweise bei depressiven Patienten (vgl. HUBER, 1988, 46). Wenn Personen in einer bestimmten Situation Hilflosigkeit erfahren sowie die Unmöglichkeit, die Dinge selbst zu steuern, resultiert daraus die Erwartung, auch in Zukunft in entsprechenden Situationen keinen Einfluss auf die Situation ausüben zu können. Hinzu kommt noch die Erkenntnis, dass zum Erleben der Hilflosigkeit zusätzlich eine Kausalattribution von Bedeutung ist. Erlebt sich eine Person in einer Situation hilflos, geht aber davon aus, dass andere Personen diese Situation durchaus kontrollieren können, wird die Unkontrollierbarkeit intern attribuiert. Das bedeutet, dass sich die Person die Un-kontrollierbarkeit der Situation selbst zuschreibt und sie als ein persönliches Versagen und eigenes Unvermögen ansieht. SELIGMANN geht davon aus, dass nur diese „selbstverschuldete Hilflosigkeit" mit einer Verminderung des Selbstwertgefühls und somit mit der Gefahr einer Depression einhergeht (vgl. BERGER & VAN CALKER, 2004, 578).

2.7.3 Integrative bio-psychosoziale Modelle

Die dargestellten Theorien und Modelle verdeutlichen, dass Depressionsmodelle nicht eindimensional betrachtet werden können. Vielmehr muss von einem multikausalen Bedingungsgefüge der Depressionsentstehung ausgegangen werden, bei dem unterschiedliche physiologische und psychologische Gesichtspunkte berücksichtigt werden müssen. Dies geschieht in den so genannten integrativen bio-psychosozialen Modellen.

Eines dieser Modelle stammt von AKISKAL, WHYBROW und McKINNEY (1995). Diesem Modell nach spielen initial genetische, entwicklungspsychologische, physiologische, psychologische und psychosoziale Faktoren eine entscheidende Rolle in der Depressionsgenese. AKISKAL et al. (1995) gehen davon aus, dass bei der Entstehung einer Depression ineinander greifende Prozesse neurochemischer, neurophysiologischer und verhaltensmäßiger Art zusammenspielen, welche eine funktionelle Veränderung im dienzephalen Reinforcement-System bewirken. Die Autoren gehen davon aus, dass es durch die verschiedenen Prozesse zu einer Störung des Gleichgewichts im Dienzephalon (Zwischenhirn) kommt. Diese Störung wirkt sich wiederum negativ auf die Formatio Reticularis und das extrapyramidale und pyramidale System aus. Als Folge kommt es zu Veränderungen der allgemeinen Grunderregung, der psychomotorischen Aktivität sowie der endokrinologischen Steuerung. Das Krankheitsbild der Depression wird demnach als ein „final common pathway" angesehen, als eine gemeinsame Endstrecke einer Vielzahl von Einflussfaktoren (vgl. BERGER & VAN CALKER, 2004, 579).

2.8 Risikofaktoren für depressive Erkrankungen

Wie nun hinreichend dargestellt scheinen die genetische Vorbelastung, belastende Lebensereignisse sowie gestörte Sozialbeziehungen zu den Risikofaktoren zu zählen, an einer Depression zu erkranken. Das Risiko für Angehörige ersten Grades eines depressiven Patienten, ebenfalls eine depressive Störung zu entwickeln beträgt 20%. Im Gegensatz dazu weisen Angehörige gesunder Kontrollpersonen ein Risiko von 7% auf. Demnach scheint ein genetisch bedingte Veranlagung als Risikofaktor vorzuliegen (vgl. SCHAUENBURG & ZIMMER, 2005, 436).

Zwei Drittel der depressiven Patienten erkranken nach einem belastenden oder aber einschneidenden Lebensereignis wie beispielsweise Tod oder Trennung eines geliebten Menschen, Partnerkonflikte, Arbeitslosigkeit aber auch nach freudigen Ereignisse wie eine Hochzeit, Umzug o.ä.. Belastende Lebensereignisse, die nicht angemessen bewältigt werden können, erhöhen das Risiko, an einer Depression zu erkranken (vgl. HEGERL, 1999, 25). Dabei scheinen belastende Ereignisfolgen in Zeiträumen, in denen keine Erholung von früheren Belastungen erfolgt, besonders kritisch zu sein (vgl. SCHAUENBURG & ZIMMER, 2005, 436). Belastungen werden in diesem Zusammenhang auch als Stressoren bezeichnet. Wenn diese gehäuft und über einen längeren Zeitraum auf den Menschen einwirken, führt dies zum Dauerstress. Im Gegensatz zum akuten Stress, bei dem das körperliche Gleichgewicht zunächst durch die Ausschüttung von Adrenalin, einer erhöhten Atemfrequenz und Muskelanspannung gestört wird und dann nach der Entspannung relativ schnell wieder hergestellt wird, kann der menschliche Organismus das körperliche und seelische Gleichgewicht unter Dauerstress nicht wieder herstellen. Dauerstress bewirkt erhebliche Stoffwechselverschiebungen. Insbesondere kommt es zu einer vermehrten Ausschüttung des Stresshormons Kortisol sowie zu Störungen der Funktionen des autonomen Nervensystems. Auf Dauer entstehen aus diesen Veränderungen ernsthafte körperliche Erkrankungen (z.B. Herzinfarkt) und sind oftmals Mitauslöser einer Depression. Stress und Depressionen stehen somit in einem engen Zusammenhang (vgl. HAUTZINGER, 2006, 26). Des Weiteren erkranken insbesondere getrennte und geschiedene Personen, unfreiwillige Singles sowie Menschen ohne vertraute Personen eher an Depressionen. Positive Sozialbeziehungen, aber auch gute Ressourcen im Wohn- und beruflichen Bereich gelten als protektive Faktoren (vgl. SCHAUENBURG & ZIMMER, 2005, 436).

Weitere Risikofaktoren sind die negativen kognitiven Prozesse wie „Grübeleien", „Fokussierung auf die eigene Person" und „Negativieren von Ereignissen". Menschen, die auf Grund belastender Lebensereignisse wie Leistungsversagen oder Liebeskummer grübeln und sich dadurch in Gefühle wie Hoffnungslosigkeit hineinsteigern, entwickeln häufig eine unipolare Störung. Auch steigt das Risiko, künftig weitere depressive Episoden zu erleben. Das bedeutet, das belastende Lebensereignisse, die nicht angemessen bewältigt werden können, das Risiko erhöhen in späteren Situationen wieder an einer unipolaren Depression zu erkranken (vgl. SCHMIDT-TRAUB & LEX, 2005, 22).

2.9 Verlauf depressiver Erkrankungen

In der Regel verlaufen Depressionen als Episoden oder Phasen ab. Das bedeutet, dass sie selbstlimitierend sind, einen Anfangs- und Endzeitpunkt haben. Diese Phasen können auch ohne therapeutische Maßnahmen abklingen. Unbehandelte Phasen können zwischen sechs bis acht Monaten andauern (vgl. BERGER & VAN CALKER, 2004, 545). Allerdings lassen sich auch Verlaufsformen von Tagen oder Jahren feststellen (vgl. ROSE, 2005, 274). In der Mehrzahl der Fälle kann die Dauer der depressiven Episode durch adäquate Therapie verkürzt werden (vgl. STOPPE et al., 2006, 7).

Im Durchschnitt dauern depressive Erkrankungsphasen fünf Monate (vgl. WOLFERS-DORF et. al., 2000, 166). Dabei ist von einer Dauer des akuten Geschehens von vier bis sechs Monaten auszugehen und von einer Behandlungsbedürftigkeit von acht bis zwölf Monaten (vgl. WOLFERSDORF & HEINDL, 2004, 548).

Nach heutigem Wissenstand verlaufen 75 bis 80% aller Depressionen rezidivierend. Sie treten somit nur in 20 bis 25% der Fälle einmalig auf. Das bedeutet, dass es sich um eine Erkrankung handelt, bei der es typischerweise zu wiederkehrenden Erkrankungsphasen kommt. Personen, die einmal eine, wenn auch nur leichte depressive Phase durchlebt haben, tragen das Risiko in sich, unter Belastungen erneut eine depressive Phase zu erleiden (vgl. HAUTZINGER, 2006, 15).

Etwa 25 bis 30% aller depressiven Patienten erleiden chronische Verläufe, das heißt eine lang anhaltende Krankheitsdauer von mindestens zwei Jahren. Die Chronifizierungsrate für unipolare Depressionen liegt bei etwa 15 bis 20%. Es ist davon auszugehen, dass jeder fünfte depressiv Kranke einen länger als zwei Jahre dauernden Verlauf erleidet. Ebenfalls häufig sind Residualsymptome, also phasenüberdauernde Restsymptome, die jedoch nicht alle Kriterien für eine klinische depressive Episode erfüllen (vgl. WOLFERSDORF et al., 2004, 167).

Nur bei der Hälfte aller Depressiven verbessert sich die Erkrankung innerhalb von sechs Monaten. Innerhalb eines Jahres sind zwei Drittel und 1 bis 15 Jahre nach Indexepisode sind 6 bis 7% der Patienten noch immer depressiv. Mindestens 87% der Patienten erleiden innerhalb von 15 Jahren noch mindestens einen Rückfall. Demnach sind depressive Erkrankungen bis heute Krankheiten, die sich durch Chronifizierung und Therapieresistenz sowie Rezidivierung im Langzeitverlauf auszeichnen (vgl. WOLFERSDORF & HEINDL, 2004, 548).

3 Therapie depressiver Störungen

Zur Behandlung einer depressiven Störung stehen verschiedene Therapiemöglichkeiten, Fachpersonal sowie Settings zur Verfügung. Ob eine Behandlung ambulant erfolgen kann oder eine stationäre Einweisung sinnvoller ist, hängt von der Schwere der Erkrankung, dem sozialen Umfeld und der Persönlichkeit des Erkrankten ab.

3.1 Inhalte der Therapie

Eine Therapie versteht sich als eine gezielte Interventionsmaßnahme für ein bestimmtes Krankheitsbild. Zu den zentralen Bestimmungsmerkmalen einer Therapiemaßnahme zählen die Diagnostik, die Festlegung der therapeutischen Maßnahmen sowie die Überprüfung der Wirksamkeit der ausgewählten Maßnahmen (vgl. HUBER, 1996, 69).

In der Therapie der affektiven Erkrankungen unterscheidet man drei Stadien: die Akutbehandlung, die Erhaltungstherapie, um nach dem Abklingen der akuten Erkrankung einem Rückfall vorzubeugen sowie die medikamentöse Prophylaxe, um Neuerkrankungen zu verhindern.

Durch eine Depressionstherapie sollte grundsätzlich zunächst eine akute Linderung der Symptome Angst, Unruhe, Schlafstörung und Suizidalität erreicht werden, um eine Verkürzung bzw. Beendigung der depressiven Episode zu erzielen. Zu den weiteren therapeutischen Zielen zählen die Stabilisierung der erreichten Besserung, um das Wiederauftreten der gegenwärtigen Symptomatik zu verhindern (Remissionsstabilisierung) sowie eine Wiedererkrankungsprophylaxe (Rückfallverhütung) und eine Verhütung von Chronifizierung (vgl. HÖFFLER et al., 2006, 11). Des Weiteren sollte die Wiedererlangung und Verbesserung der Beziehungsfähigkeit in Partnerschaft, Familie und sozialem Umfeld, also eine Veränderung depressionsfördernder psychosozialer aber auch persönlichkeitsabhängiger Risikofaktoren erzielt werden. Das Ziel ist die Sicherung der Teilhabe am familiären, sozialen und beruflichen Leben (vgl. WOLFERSDORF et al., 2000, 169).

Zu den wichtigsten Bausteinen einer akut antidepressiven und remissionsstabilisierenden Behandlung zählen die Pharmako- und die Psychotherapie (vgl. HÖFFLER et al., 2006, 11). Neben der Erstellung eines Gesamtbehandlungsplanes ist spielt die Kommunikationsfähigkeit des Arztes eine große Rolle in der Therapie. Ein wichtiges Element ist ein verständnisvolles, stützendes Gesprächsverhalten des Arztes, das so genannte „supportive

Depressionsmanagement". Zu den Grundlagen des stützenden Gesprächs zählen Faktoren wie die Vermittlung von Empathie, emotionale Wärme, Geduld, „die beruhigende Versicherung", Verstärkung nicht depressiver Verhaltensweisen sowie die Akzeptanz des Patienten. Die weiteren Therapiemaßnahmen orientieren sich am Schweregrad der Erkrankung, am klinischen Bild sowie an der vermuteten Ätiopathogenese (vgl. LAUX, 2003, 1177 & 2005, 495).

Die therapeutischen Empfehlungen sind jedoch uneinheitlich. Das liegt insbesondere daran, dass noch keine eindeutig sichere Differentialdiagnose gestellt werden kann. Ebenso besteht noch weiterer Forschungsbedarf, um die Frage zu klären welches Therapieverfahren für welche Patientengruppe am wirksamsten ist.

In der Fachliteratur besteht Konsens darüber, dass die Akuttherapie von Depressionen mehrere Maßnahmen umfassen sollte. Dazu zählen die Pharmakotherapie, Einzel- oder Gruppenpsychotherapie, Psychoedukation und Angehörigenarbeit, Ergotherapie sowie Sport- und Bewegungstherapie. Ebenso sollten eine Verschlechterungs- und Rezidivprophylaxe sowie eine Anbindung an Selbsthilfeorganisationen erfolgen. Multifaktorielle Erkrankungen sollten demnach auch multifaktoriell behandelt werden. Über ein derart umfangreiches Therapieangebot verfügen jedoch nur Kliniken für Psychiatrie und Psychosomatik. Speziell für depressive Erkrankungen stehen dabei so genannte Depressionsstationen zur Verfügung (vgl. WOLFERSDORF et al., 2000, 173).

Im Folgenden werden die derzeitigen Therapieverfahren dargestellt, welche in der ambulanten als auch stationären Behandlung depressiver Patienten angeboten werden.

3.2 Pharmakotherapie

In der heutigen Zeit steht eine Vielzahl an Medikamenten zur Behandlung von Depressionen zur Verfügung. Diese werden Antidepressiva genannt und haben einen stimmungsaufhellenden und/oder angstlösenden Effekt. Einige wirken demnach antriebssteigernd/aktivierend (nichtsedierend), andere beruhigend/dämpfend (sedierend). Die Antidepressiva lassen sich einteilen nach ihrer chemischen Strukturzugehörigkeit, der neurobiochemischen und pharmakologischen Hauptwirkung sowie nach klinisch praktischen Gesichtspunkten (vgl. LAUX, 2003, 1179).

Die Medikamente bewirken eine Veränderung des Stoffwechsels im Gehirn. Sie greifen in den Neurotransmitterhaushalt ein und erhöhen die Konzentration der Botenstoffe Serotonin und/oder Noradrenalin, so dass die Neurotransmission zwischen den Nervenzellen, also die chemische Übertragung im synaptischen Spalt besser funktioniert. Dabei hemmen die Medikamente die Rückresorption oder den enzymatischen Abbau der freigesetzten Überträgersubstanzen, wodurch die Neurotransmitter-Dysbalance beseitigt wird (vgl. ROSE, 2004, 291f). Die Medikamente gleichen neben den biochemischen Ungleichgewichten auch die im Hormonsystem aus. Durch die Medikamente kommt es dann zu einer Besserung der Schlafstörungen sowie einer Minderung der Angstgefühle, der inneren Unruhe sowie einer allgemeinen Aktivierung (vgl. BROOCKS, 2003, 191).

Ein wichtiges Auswahlkriterium ist, ob eine aktivierende (nichtsedierende) oder dämpfende (sedierende) Wirkung erreicht werden soll. Bei massiven Schlafstörungen sollte beispielsweise ein sedierendes Antidepressivum verschrieben werden, um einen erholsamen Schlaf zu ermöglichen. Im Gegensatz dazu sollte ein nichtsedierendes Mittel beispielsweise bei Personen eingesetzt werden, die vermehrt bzw. zu viel Schlafen (vgl. LAUX, 2003, 1180).

Viele medikamentöse Behandlungen scheitern jedoch an der Non-Compliance der Patienten. Der Begriff Compliance[3] bzw. Non-Compliance bezeichnet in der Medizin das Ausmaß der Befolgung bzw. Nicht-Befolgung ärztlicher Anordnungen (vgl. WILKER, 1994, 285). Non-Compliance heißt demnach, dass der Patient die Medikamente nicht regelmäßig oder gar nicht einnimmt oder diese frühzeitig absetzt. Die Gründe dafür liegen beispielsweise in der Erkrankung selbst (Resignation), in der Angst vor Nebenwirkungen und medikamentösen Abhängigkeit oder im nachlassenden Leidensdruck bei Wirkungseintritt, was oft, ohne Rücksprache mit dem Arzt, zu einem frühzeitigen Absetzen der Medikamente führt. Um eine Heilung der Erkrankung zu erzielen, muss jedoch ein kooperatives Verhalten des Patienten gewährleistet sein, welches durch eine hohe Compliance gekennzeichnet ist. Diese steigt mit der Einsicht des Patienten, dass die Therapiemaßnahme wirksam ist, er der Ernsthaftigkeit seines Leidens und seines Krankheitsbildes bewusst ist und mit der medizinischen Betreuung zufrieden ist. Daher ist eine Aufklärung beispielsweise über die Nebenwirkung und die Wirklatenz der Medikamente sowie eine enge Betreuung durch den Arzt zu Beginn der Behandlung unerlässlich (vgl. HÖFFLER et al., 2006, 25).

Alle derzeit bekannten Medikamente weisen eine hohe Wirklatenz auf. Das heißt, dass die antidepressiven Effekte nicht sofort eintreten, sondern es kann etwa ein bis drei Wochen

---

[3] auch als „Adherence to Treatment" oder „Concordance" bezeichnet

dauern, bis sich eine positive Wirksamkeit einstellt und das empfindliche Gleichgewicht des Hirnstoffwechsels wieder hergestellt ist. Aus diesem Grund muss die Therapie auch mindestens drei Wochen andauern, um Aussagen über die Wirksamkeit des ausgewählten Medikamentes machen zu können und ggf. auf ein anderes Antidepressivum gewechselt wird. Nicht jeder Mensch reagiert auf jedes Medikament. Zumeist müssen verschiedene Präparate ausprobiert werden, um das für den speziellen Patienten wirksamste Medikament zu finden (vgl. LAUX, 2005, 496).

3.3 Psychotherapie

Es gibt eine große Anzahl an psychotherapeutischen Maßnahmen. Als eindeutig wirksame Psychotherapien in der Behandlung von depressiven Erkrankungen gelten die Kognitive Verhaltenstherapie (KVT) nach BECK et al. (1979), die psychodynamische Psychotherapie, die Gesprächspsychotherapie sowie die Interpersonelle Psychotherapie (IPT) nach KLERMAN et al. (1984) (vgl. SCHAUENBURG & ZIMMER, 2005, 438). Die besten Wirksamkeitsbelege für leichte und mittelschwere Depressionen liegen dabei für die Kognitive Verhaltenstherapie sowie die Interpersonelle Psychotherapie vor (vgl. HEGERL, 2006, 79). Des Weiteren liegen auch Hinweise auf die Wirksamkeit für klassische psychoanalytische Verfahren, Gruppenpsychotherapie, Paartherapie sowie stationäre Psychotherapie vor (vgl. SCHAUENBURG & ZIMMER, 2005, 438). Eine detaillierte Darstellung über die Wertigkeit einzelner psychotherapeutischer Methoden finden sich in den „Versorgungsleitlinien zur Diagnose & Therapie in der hausärztlichen Praxis" von HÄRTER et al. (2003, 16ff), auf die ich an dieser Stelle verweisen möchte. Psychotherapeutische Maßnahmen setzten eine aktive Mitarbeit des Patienten voraus. Aus diesem Grund kann bei schwer depressiven Patienten eine psychotherapeutische Behandlung oftmals erst nach einer medikamentösen Vorbehandlung erfolgen.

Im Folgenden werden die wirksamsten psychologischen Therapiemaßnahmen, also die Kognitive Verhaltenstherapie sowie die Interpersonelle Psychotherapie zum besseren Verständnis psychotherapeutischer Maßnahmen dargestellt.

In der Kognitiven Verhaltenstherapie (KVT) nach BECK et al. (vgl. 2.7.2.3) sollen die negativen Denkmuster und Schemata, die depressiven Einstellungen und Überzeugungen, die der Depressive über sich, seine Umwelt und seine Zukunft entwickelt hat, aufgedeckt und umstrukturiert werden. Dadurch soll seine Sichtweise verändert und der Realität angepasst werden. Zu den Inhalten der KVT zählt der Aufbau angenehmer und Abbau belastender Erfahrungen durch die Erarbeitung eines Tagesplanes. Des Weiteren geht es um die Verbesserung der sozialen Wahrnehmung sowie den Aufbau neuer sozialer Kompetenzen. Durch Übungen im Alltag werden die erreichten Veränderungen stabilisiert (vgl. HÖFFLER, 2006, 12).

Die Therapie basiert auf dem, auf das Krankheitsbild zugeschnittenen Ansatz nach BECK mit der Vorstellung, dass negative, selbstabwertende Wahrnehmungs- und Denkschemata die depressiven Affekte bestimmen. Diese Kognitionen ziehen entsprechende Emotionen und Verhalten nach sich und halten diese auch aufrecht.

Die Aufgabe des Therapeuten besteht darin, die kognitiven Verzerrungen des Patienten in Bezug auf sich selbst, seine Umwelt sowie der Zukunft zu erfassen und mit dem Patienten in einem so genannten „sokratischen Dialog" (gelenktes Fragen) den Wahrheitsgehalt seiner Denkweise und einer Realitätsprüfung zu unterziehen. Dadurch soll der Patient auf Widersprüche, die Krankheit aufrechterhaltendes Verhalten, gedankliche Verzerrungen, negative Fehlbeurteilungen und Schlussfolgerungen aufmerksam werden. Das Ziel der Therapieform ist es, eine veränderte Einsicht zu erzielen und sich angemessene Verhaltensstrategien anzueignen. Der Patient lernt dabei auch, die bisher automatisch ablaufenden depressionsspezifischen Gedankenketten sowie die damit verbundenen Verhaltensmuster zu durchbrechen, damit er Kontrolle über seine Denkschemata erzielt (vgl. BERGER & VAN CALKER, 2004, 604).

Im Vordergrund der Behandlung im Rahmen einer Interpersonellen Psychotherapie (IPT) stehen die psychosozialen Aspekte der depressiven Erkrankung. Dieses psychotherapeutische Verfahren versteht psychische Störungen als Folge von misslungenen Anpassungsprozessen im sozialen Leben. Unabhängig von den Symptomen, dem Schweregrad sowie der vermuteten biologischen Vulnerabilität oder Persönlichkeitsmerkmalen wird ausschließlich an den interpersonellen und psychosozialen Schwierigkeiten gearbeitet. Dazu zählen beispielsweise zwischenmenschliche Konflikte, Verlusterlebnisse, soziale Isolation oder soziale Rollenveränderungen (vgl. DYKIEREK & SCHRAMM, 2004, 275). Es handelt sich um ein depressionsspezifisches Kurzzeittherapieverfahren, welches von KLERMAN & WEISMANN (1984) entwickelt wurde. Dieses Psychotherapieverfahren geht auf SULIVAN (1975) zurück. Er war der Ansicht, dass sich der Psychiater weniger damit beschäftigen sollte, was in den Menschen vorgeht, sondern vielmehr damit, was zwischen den Menschen geschieht. In diesem Sinne geht es um den Bindungsstil der zwischenmenschlichen Beziehungen. Der Bindungsstil wird im Laufe der kindlichen Entwicklung erworben und hält normalerweise auch im Erwachsenenalter an. Er manifestiert sich in sämtlichen Beziehungen, ist jedoch nicht unveränderbar. Ein unsicherer und gestörter Bindungsstil zu anderen Personen hat Einfluss auf die Entwicklung psychischer Beschwerden. Ein Therapieziel stellt daher eine Veränderung des Bindungsstils dar, um eine gesunde Balance von Nähe und Autonomie zu Mitmenschen herstellen zu können. Die Interpersonelle Psychotherapie stellt die Depression in einen interpersonellen bzw. psychosozialen Kontext (z.b. Entwicklung einer depressiven Episode nach einer Trennung). Diese interpersonellen Schwierigkeiten werden dann ressourcen- und bewältigungsorientiert gelöst. Das Ziel ist, gegenwärtige interpersonelle Probleme zu bearbeiten und die Beziehung zu anderen Menschen besser handhaben zu können. In diesem Therapieverfahren liegt der Schwerpunkt also darin, Interaktionen zwischen dem Patienten und seiner sozialen Umwelt zu fördern (vgl. DYKIEREK & SCHRAMM, 2004, 277).

3.4 Elektrokonvulsionstherapie

Die Elektrokonvulsionstherapie oder Elektrokrampftherapie (EKT), ist „[...] ein Therapieverfahren der letzten Wahl bei schweren, therapieresistenten Depressionen [...]" (MÜLLER, 2004, 124). Es handelt sich um ein Verfahren, bei der künstlich durch einen Stromstoß ein Krampfanfall ausgelöst wird. Diese Behandlung erfolgt in einer Vollnarkose und unter Gabe von kurz wirksamen Muskelrelaxanzien, um Frakturen (Knochenbrüche) und Luxationen (Ausrenkung eines Gelenks) zu vermeiden. Sie ist eine effektive Methode für die Behandlung von schweren therapieresistenten und insbesondere wahnhaften Depressionen (vgl. HÖFFLER, 2006, 12). Bei der Mehrzahl der Patienten kann eine zum Teil Monate oder Jahre bestehende depressive Phase durchbrochen werden. Der Therapieerfolg setzt besonders rasch ein. Die Methode hat auf Grund der Nebenwirkungen jedoch viele Gegner. Neben dem Narkoserisiko kann es auch zu vorübergehender Desorientierung, Blutdruckschwankungen sowie retrograder Amnesie bis hin zu tagelangen oder irreversiblen Gedächtnisstörungen kommen (vgl. ERKELENZ & GOLZ, 1998, 65). Daher wird es auch nur in besonders schweren Fällen angewendet. Dieses Behandlungsverfahren ist sehr aufwendig und wird daher in Deutschland in der Regel nur von erfahrenen Teams in psychiatrischen Akutkrankenhäusern durchgeführt (vgl. HÖFFLER et al., 2006, 12; siehe auch MÜLLER, 2004, 125).

3.5 Therapeutischer Schlafentzug

In Anbetracht der Tatsache, dass etwa 90% der depressiven Patienten an einer Schlafstörung leiden, klingt es erstaunlich, dass durch Schlafentzug eine Verbesserung der depressiven Symptomatik erreicht werden kann. Der therapeutische Schlafentzug wird verordnet, da insbesondere in der zweiten Hälfte der Nacht und in den frühen Morgenstunden im Schlaf vermehrt Übertragerstoffe ausgeschüttet werden, welche das Gleichgewicht der Botenstoffe im Hirnstoffwechsel stören. Diese führen zur Dysbalance der Botenstoffe, die eine Ursache der depressiven Erkrankung ist. Bei dieser Therapieform bleibt der Patient die ganze Nacht und den darauf folgenden Tag hindurch wach. Daraus resultiert eine schnelle und nebenwirkungsarme Stimmungsverbesserung. Dieser positive Effekt hält jedoch nur für ein bis zwei Tage an. Aus diesem Grund wird diese Behandlungsform bis zu einem stabilen Effekt mehrmals wiederholt (vgl. HÖFFLER et al., 2006, 12). Allerdings handelt es sich lediglich um ein zusätzliches Verfahren im Rahmen einer stationären Behandlung, bei dem eine Kombination mit Antidepressiva sinnvoll ist (vgl. MÜLLER, 2004, 124). Patienten, die bei ihrem stationären Aufenthalt gute Erfahrungen gemacht haben, können den Schlafentzug auch zu Hause selbstständig durchführen (vgl. HÖFFLER et al., 2006, 12).

3.6 Lichttherapie

Die Lichttherapie wird vor allem im Rahmen saisonal abhängiger Depressionen, die im Herbst oder Winter auftreten, den so genannten Winterdepressionen, als zusätzliches Therapieverfahren eingesetzt. Hierbei wird der Patient täglich bis zu einer Woche für 30 bis 40 Minuten einer Lichtquelle von 2.500 bis 10.000 Lux ausgesetzt. Dabei soll der Patient immer wieder direkt in die Lichtquelle blicken, damit über die Retina und den Sehnerv der Lichtreiz aufgenommen wird, der die Ausschüttung von Serotonin und Melatonin auslöst (vgl. HEGERL, 1999, 46). Eine vergleichbare Lichtzufuhr ist jedoch selbst an bewölkten Wintertagen bei einem Tagesspaziergang zu erreichen, so dass eine Anschaffung eines Lichttherapiegerätes meist nicht zu empfehlen ist. Außerdem hat ein Spaziergang an der frischen Luft zusätzlich einen aktivierenden Effekt, was der allgemeinen Inaktivität entgegenwirkt (vgl. HÖFFLER et al., 2006, 12).

4 Medizinische Versorgung depressiver Patienten

In den meisten Fällen können Depressionen ambulant behandelt werden (vgl. STOPPE et al., 2006, 9). Eine wichtige Position in der Erkennung depressiver Erkrankungen und Einleitung der Therapie nimmt der Hausarzt ein. Für viele Patienten mit unipolaren Depressionen ist dieser die erste Anlaufstelle. Insbesondere wenn die Erkrankung zum ersten Mal auftritt und die Betroffenen Patienten zunächst nur ihre somatischen Symptome als behandlungsbedürftig ansehen (vgl. HEGERL et al., 2006, 469).

Laut der bundesdeutschen Hausarztstudie von WITTCHEN et al. (1999) liegt die Prävalenz krankheitswertiger depressiver Erkrankungen in der Hausarztpraxis bei 11,3% (vgl. JACOBI et al., 2002, 651). Das heißt, dass 11,3% der Erkrankten in der Hausarztpraxis an einer behandlungsbedürftigen, depressiven Störung leiden.

Leider bleiben Depressionen bei bis zur Hälfte der Patienten in der hausärztlichen Versorgung unerkannt. Nach LAUX (2005) werden nur etwa 10 bis 20% der Patienten adäquat behandelt. Problematisch erweisen sich dabei zum Einen Depressionen auf der Schwelle zwischen gesund und krank und zum Anderen die Erkrankungen, welche die Aufmerksamkeit durch unspezifische körperliche Symptome von einer spezifischen Depressionsdiagnostik ablenken (vgl. JACOBI, 2002, 651).

Laut einer deutschen Bevölkerungsuntersuchung nach FRIEMEL et al. (2005) werden insgesamt nur wenig Betroffene medizinisch erreicht. Demnach gaben 45% der als depressiv Diagnostizierten an, niemals irgendwelche Gesundheitsleistungen für ihre Depression in Anspruch genommen zu haben (vgl. STOPPE et al., 2006, 9). In Anbetracht der Schwere und des hohen Risikos einer Chronifizierung der Erkrankung erscheint dies als ein erhebliches Defizit, welches unbedingt verbessert werden sollte.

4.1 Ambulante Versorgung

Im ambulanten Bereich zur Behandlung von Depressionen stehen verschiedene niedergelassene Fachärzte zur Verfügung. Im Gegensatz zu vielen anderen Ländern wie beispielsweise England und den Niederlanden, in denen eine Behandlung durch einen Facharzt nur möglich ist, wenn zuvor der Hausarzt aufgesucht wurde, gibt es in Deutschland das Recht auf freie Arztwahl. Das heißt, dass diese Fachtherapeuten jedem Menschen zur Verfügung stehen und direkt die Hilfe eines Facharztes in Anspruch genommen werden kann.

Der Patient muss sich somit nicht erst seinem Hausarzt offenbaren oder sich eine Behandlung durch ihn „gefallen lassen". Dennoch werden depressive Erkrankungen in den meisten Fällen von Ärzten für Allgemeinmedizin behandelt. Es befinden sich weit mehr Patienten in der hausärztlichen Versorgung als in der nervenärztlichen, psychiatrischen oder psychologischen Behandlung. Letztlich sieht der psychiatrisch-psychotherapeutische Fachbereich in der ambulanten Versorgung nur eine Minderzahl der depressiv Erkrankten (vgl. STOPPE et al., 2006, 9).

Die krankheitsspezifische Kompetenz liegt auf Grund ihrer Ausbildung jedoch bei den Fachärzten und -therapeuten für psychische Erkrankungen. Dazu zählen „Ärzte für Psychotherapeutische Medizin", „Ärzte für Nervenheilkunde" (Nervenärzte), „Ärzte für Psychiatrie" (Psychiater) sowie die „Ärzte für Psychiatrie und Psychotherapie". Diese Ärzte haben eine fünf- bzw. sechsjährige Weiterbildung zum Facharzt absolviert. Eine spezielle zusätzliche psychotherapeutische Weiterbildung haben jedoch bisher nur die Ärzte für Psychiatrie und Psychotherapie sowie die der psychotherapeutischen Medizin. Nach der neuen Weiterbildungsverordnung von 2004 werden der Arzt für Nervenheilkunde sowie der Arzt für Psychiatrie durch den Facharzt für Psychiatrie und Psychotherapie ersetzt. Dadurch werden alle Fachärzte neben den biologischen, somatischen und pharmakologischen Aspekten auch Kenntnisse in einem wissenschaftlichen Psychotherapieverfahren erlangen und können damit ggf. eine Kombinationstherapie anbieten.

Die Fachärzte sind berechtigt, körperliche Behandlungen (Somatotherapie), Pharmakotherapie sowie soziotherapeutische Behandlungen durchzuführen.

Weitere Spezialisten in der Behandlung psychischer Störungen, in diesem Fall depressiven Erkrankungen, sind die psychologischen Psychotherapeuten. Sie zählen zu der größten Gruppe der niedergelassenen Fachtherapeuten. Psychologische Psychotherapeuten sind Diplom-Psychologen mit einer dreijährigen Zusatzausbildung eines wissenschaftlich anerkannten Psychotherapieverfahrens (wie beispielsweise Kognitive Verhaltenstherapie oder Interpersonelle Psychotherapie). Sie können jedoch keine Somato-, Pharmako- und auch keine Soziotherapie durchführen. Das heißt, dass sie beispielsweise keine Medikamente verschreiben und keine Krankschreibungen oder Krankenhausüberweisungen ausstellen dürfen (vgl. STOPPE et al., 2006, 426).

4.2 Kriterien für die Entscheidung zu einer stationärer Behandlung

Die Therapie der Patienten orientiert sich an dem Schweregrad der depressiven Störung. Die therapeutischen Maßnahmen können mit ansteigendem Schweregrad von allgemein unterstützenden, problemorientierten oder aktivierenden Gesprächen im ambulanten Rahmen bis hin zur stationär-psychiatrischen Behandlung reichen (vgl. HEGERL, 2006, 78).

Nach HEGERL (2006) befindet sich das Gros der Patienten mit depressiven und rezidivierenden depressiven Störungen leichter bis mittelschwerer Ausprägung in der hausärztlichen Versorgung (vgl. HEGERL, 2006, 78). Eine Überweisung zum Facharzt für Psychiatrie und Psychotherapie bzw. zum Nervenarzt sollte bei mittelschweren und schweren sowie bei für den Hausarzt unklaren, die Erkrankung komplizierenden Faktoren vorgenommen werden (vgl. HÖFFLER et al., 2006, 11).

Eine stationäre Behandlung ist insbesondere bei akuter Suizidalität oder Fremdgefährdung unumgänglich, gegebenenfalls auch gegen den Willen des Patienten. Des Weiteren sollte bei einer schweren Psychopathologie[4] mit komorbiden Erkrankungen, die eine intensive Behandlung erfordert sowie bei fehlenden Behandelbarkeit im ambulanten Rahmen (fehlende Fortschritte, Therapieresistenz) zur spezialisierten und komplexen Behandlung eine stationäre Einweisung in Betracht gezogen werden. Auch bei psychosozialen Problemen (z.B. familiäre oder berufliche Konflikte, eigene Überforderung), welche die Therapie gefährden können, ist eine stationäre Behandlung empfehlenswert. Ein derartiger Milieuwechsel kann eine Entlastung des Patienten als auch seiner Umgebung erzielen, was den Therapieverlauf günstig beeinflusst. Ebenso sollte bei einer fehlenden Versorgung und Betreuung durch Angehörige eine stationäre Behandlung bevorzugt werden, damit der Patient in einem stützend-haltenden sozialen Rahmen an seiner Gesundungsprozess arbeiten kann (vgl. ebd.).

4.3 Wahl der geeigneten Therapiemaßnahme

Nach den evidenzbasierten therapeutischen Leitlinien der „Deutschen Gesellschaft für Psychiatrie, Psychotherapie und Nervenheilkunde (DGPPN) sowie der Therapieempfehlungen

---

[4]Psychopathologie: die Lehre von abweichenden psychischen Erlebnis- und Handlungsmöglichkeiten; umfasst die Beschreibung, nosologische Klassifikation und sinnhafte Bewertung der Störungen von Bewusstsein, Denken, Orientierung, Affekt und Ich-Erleben (vgl. DeGRUYTER, 1994, 1157)

der „Arzneimittelkommission der deutschen Ärzteschaft" (AVP) muss bei schweren sowie chronischen depressiven Episoden grundsätzlich eine Therapie mit einem Antidepressivum erfolgen. Des Weiteren sollte dies auch in rezidivierenden Fällen angewendet werden, wenn im früheren Therapieverlauf ein schlechtes Ansprechen auf alleinige Psychotherapie vorlag. Auch bei mittelschweren depressiven Erkrankungen ist eine Therapie mit Antidepressiva angeraten, unabhängig davon, ob auch eine Psychotherapie erfolgt (vgl. DGPPN, 1998, 85 und HÖFFLER et al. 2006, 11ff). Bei leichten bis mittelschweren depressiven Erkrankungen gewinnen psychotherapeutische Verfahren an Bedeutung (vgl. HEGERL, 2006, 79). Eine alleinige Psychotherapie als erste Behandlungsmaßnahme kann eingesetzt werden, wenn der Patient diese Option bevorzugt (DGPPN, 1998, 85). In dieser Patientengruppe deutet sich an, dass ein sequenzielles Vorgehen, das heißt durch den Beginn mit psychotherapeutischen Verfahren und bei einer unzureichendes Wirksamkeit nach sechs bis acht Wochen ergänzt durch Medikamente, das Vorgehen der Wahl ist (vgl. SCHAUENBURG & ZIMMER, 2005, 439). Eine alleinige psychotherapeutische Behandlung ist auch bei Kontraindikationen gegen antidepressive Medikamente sowie einer grundsätzlichen Ablehnung dieser von Seiten des Patienten zu erwägen (vgl. DGPPN, 1998, 86).

4.4 Zwischenfazit

In der ambulanten Behandlung werden leicht- bis mittelgradig unipolar depressiv erkrankte Personen behandelt. Als Therapiemaßnahmen stehen zahlreiche pharmakologische als auch verschiedene psychologische Interventionen zur Verfügung. Dennoch bleiben viele depressive Patienten unzulänglich behandelt. Die häufigste Behandlungsmaßnahme stellt die medikamentöse Therapie dar (vgl. MANBER et al., 2002, 628). Hierbei besteht ein großes Problem hinsichtlich der Compliance der Patienten. Untersuchung in diesem Zusammenhang haben gezeigt, dass bis zu 60% aller Patienten die begonnene antidepressive Medikation bereits nach drei Wochen Behandlung von sich aus beendeten (vgl. NEUMANN & FRATSCH, 2005a, 513). Das liegt insbesondere an den Nebenwirkungen der Medikamente. Selbst neuere Antidepressiva können zu Sexualstörungen, Schlaflosigkeit, Gewichtszunahme oder zu subjektiven Empfindungen, kognitiv und emotional abzustumpfen, führen. Diese Nebenwirkungen veranlasst Patienten häufig dazu, die Medikamente wieder abzusetzen (vgl. MANBER et al., 2002, 628, siehe auch MÜLLER, 2004, 114, weitere Nebenwirkungen s. HÖFFLER et al., 2006). Des Weiteren sind die Antidepressiva nicht immer wirksam. „Approximately 30% to 35% of individuals completing research protocols involving antidepressant medication do not respond to treatment, and the rates of non-response are even higher (approximately 50%) for individuals with chronic depression" (MANBER et al., 2002, 628). Des Weiteren können komorbide Erkrankungen eine Kontraindikation für Antidepressiva darstellen (vgl. ebd.).

Auch die psychotherapeutischen Maßnahmen erzielen nicht immer die gewünschte Heilung. Ebenso wie bei der medikamentösen Therapie wirken sie nicht bei jedem und werden auch nicht von jedem Patienten akzeptiert (vgl. MANBER et al, 2002, 629). Beispielsweise mag für einen Patienten, der bei der Krankheitsursache durch die Erklärung seines behandelnden Arztes von einer Störung der Botenstoffe ausgeht, eine Psychotherapie als wenig sinnvoll erscheinen. Des Weiteren sind psychotherapeutische Maßnahmen auch in der heutigen Zeit noch nicht bei allen Menschen frei von Vorurteilen (vgl. HEGERL et al., 2004, 472). „Some patients dislike the idea of taking medication or undergoing psychotherapy because of the stigma they feel such treatments carry with them" (HALLI-WELL & RICHARDSON, 2005, 28).

Zusammenfassend lässt sich sagen, dass, obwohl es zahlreiche gute Behandlungs-maßnahmen gibt, nicht alle Patienten davon profitieren. Dieser Umstand hat die Forschung angeregt, weitere alternative sowie begleitende Maßnahmen auf ihre Wirksamkeit hin zu untersuchen. „Auf der Suche nach weiteren effektiven, tolerablen und für die Betroffenen akzeptablen Behandlungsmethoden wurde die antidepressive Wirkung körperlicher (sport-licher) Aktivitäten entdeckt" (NEUMANN & FRATSCH, 2005a, 513). In einigen Unter-suchungen konnte dabei festgestellt werden, dass Patienten Sportprogramme als diejenige Behandlungsmaßnahme angesehen haben, die ihnen am meisten geholfen hat (vgl. MAR-TINSEN & MEDHUS, 1989, 415; siehe auch DALEY, 2002, 263).

Im Folgenden werden zunächst epidemiologische sowie ausgewählte Interventionsstudien dargestellt, welche die positiven Effekte körperliche (sportliche) Aktivität auf depressive Erkrankungen untersucht haben.

5 Sport und depressive Erkrankungen: Stand der Forschung

5.1 Epidemiologische Quer- und Längsschnittstudien

Umfangreiche epidemiologische Quer- sowie Längsschnittstudien haben herausgestellt, dass körperlich aktive Menschen geringere Depressionswerte aufweisen als inaktive Personen (z.B. FARMER et al. 1988, KRITZ-SILVERSTEIN et al. 2001, STRAWBRIDGE et al. 2002, DeMOORE et al. 2006). Unabhängig von Alter und Geschlecht der Personen konnte insgesamt ein deutlich besseres psychisches Befinden bei regelmäßiger körperlicher Aktivität nachgewiesen werden. Zu den positiven Auswirkungen zählen geringere Depressions- und Angstsymptome, eine gehobene Stimmungslage und ein gesteigertes Wohlbefinden (vgl. KNECHTLE, 2004, 1403). In der Alameda County Study haben CAMACHO et al. (1991) beispielsweise an drei Messzeitpunkten (1965, 1974 und 1983) das Aktivitätsniveau sowie die depressiven Symptome von 8.023 Personen erfasst (vgl. CAMACHO et al, 1991, 222). In dieser prospektiven Längsschnittstudie wurde festgestellt, dass Personen mit einem geringen Aktivitätsniveau ein größeres Risiko haben, zu einem späteren Zeitpunkt an einer Depression zu erkranken als körperlich aktive Menschen (vgl. ebd., 225). Des Weiteren wurde auf Grund der Ergebnisse zum dritten Messzeitpunkt die Vermutung aufgestellt, dass eine Erhöhung des Aktivitätsniveaus innerhalb des Untersuchungszeitraums das Risiko, an einer Depression zu erkranken, verringert. Regelmäßige körperliche Aktivität kann demnach das Depressionsrisiko reduzieren und scheint eine protektive Wirkung zu haben: „The results provide somewhat stronger evidence for an activity-depression link than do previous studies, and they argue for the inclusion of exercise programs as part of community mental health-programs, as well as for further studies that focus on the relation between life-style and mental health" (CAMACHO et al., 1991, 220).

Ähnliche Ergebnisse liefern auch KRITZ-SILVERSTEIN et al. (2001). In ihrer prospektiven Studie mit einer Studienpopulation aus 944 Personen (404 Männer, 540 Frauen) haben sie festgestellt, dass sportliche Aktivität signifikant mit geringeren Depressionswerten korreliert ist (vgl. KRITZ-SILVERSTEIN et al., 2001, 596).

In einer deutschen Querschnittsuntersuchung konnten SCHMITZ et al. (2004) auf Datenbasis des Bundesgesundheitssurveys von 1997 bis 1999 mit 7.124 Studienteilnehmern nachweisen, dass vermehrte körperliche Aktivität mit einer besseren gesundheitsbezogenen

Lebensqualität bei Personen mit psychischen Erkrankungen einhergeht (vgl. SCHMITZ et al., 2004, 1200). Die Ergebnisse dieser Studie zeigen, dass vermehrte körperliche Aktivität in Verbindung steht mit einer höheren gesundheitsbezogenen Lebensqualität bei Personen, die an affektiven Störungen, Angststörungen and substanzabhängigen Erkrankungen leiden: "The results indicated that higher levels of physical activity were associated with higher health-related quality of life among individuals with affective, anxiety and substance dependence disorders" (vgl. STATHOPOULOU, 2006, 179). SCHMITZ et al. (2004) kommen auf Grund ihrer Ergebnisse zu dem Schluss, dass körperliche Aktivität eine positive Wirkung bei psychisch kranke Menschen erzielen kann. Aus diesem Grund kommen sic zu dem Ergebnis, dass ein aktiver Lebensstil gefördert werden soll: „Physical activity can be considered as beneficial for people suffering from mental disorders. The promotion of a physical active lifestyle is an important public health objective" (ebd., 1200). Insgesamt scheinen diese Studien den Beweis zu liefern, dass körperlich aktive Menschen geringere Depressionswerte aufweisen.

In Bezug auf eine protektive Wirkung liegen jedoch unterschiedliche Ergebnisse vor. Vier Populationsstudien (COOPER-PATRICK et al. 1997, KRITZ-SILVERSTEIN et al., 2001; LENNOX et al., 1990; WEYERER, 1992) fanden beispielsweise keine Beweise dafür, dass körperliche Aktivität vor einer späteren depressiven Erkrankung schützt (vgl. HARRIS et al., 2006, 80). Andere Studien (CAMACHO et al., 1991; FARMER et al., 1988; PFAFFENBARGER et al., 1994; STRAWBRIDGE et al., 2002) kamen zum dem Ergebnis, dass körperliche Aktivität eine protektive Wirkung hat. Eine umfangreiche prospektive Studie von FARMER et al. (1988) ergab beispielsweise, dass körperliche Aktivität zum ersten Messzeitpunkt ein Indikator für geringere depressive Symptome acht Jahre später darstellt. Probanden mit geringer körperlicher Aktivität wiesen in dieser Studie im Vergleich zu sportlich aktiven Personen eine doppelt so hohe Depressionsrate auf. Diese Analyse der Untersuchung ergab, dass körperliche Inaktivität kausal ein Risikofaktor für Depressivität ist (vgl. FARMER et al., 1988, 1340ff).

Die genannten Studien haben sich mit der Gesamtpopulation beschäftigt. HARRIS et al. (2006) haben im Gegensatz zu den zuvor veröffentlichten epidemiologischen Studien, eine Kohortenstudie mit ausschließlich klinisch depressiven Patienten durchgeführt. Die Kohorte bestand aus 424 Personen, deren Daten zu Beginn der Studie, nach einem, nach vier und nach zehn Jahren erfasst wurden. Die Fragebögen beinhalteten Items bezüglich ihrer körperlichen Aktivität, Sport als Coping-Strategie und den aktuellen Depressionswerten. Die Forscher sind zu dem Ergebnis gekommen, dass vermehrte körperliche Aktivität die Depressionswerte reduziert. Ob und inwiefern körperliche Aktivität einen Einfluss bzw. eine protektive Wirkung auf das erneute Auftreten einer depressiven Phase hat, darüber könnten keine Voraussagen gemacht werden (vgl. HARRIS et al., 2006, 84). Insgesamt lässt sich aus diesen Studien ableiten, dass, unabhängig von Alter und Geschlecht, gesunde, körperlich aktive Menschen geringere Depressionswerte aufweisen und dass depressive Menschen ihre Depressionswerte durch körperliche Aktivität reduzieren können. Unklar ist jedoch, ob eine Steigerung des Aktivitätsniveaus das erneute Auftreten einer Depression verhindern kann.

Des Weiteren liegen Nachweise vor, dass depressive Menschen körperlich weniger fit sind und eine allgemeine geringere körperliche Leistungsfähigkeit im Vergleich zu nicht-depressiven Menschen aufweisen (vgl. MARTINSEN et al., 1989, 58). Begründet wird dieser Zusammenhang mit der Inaktivität depressiver Menschen. Obschon MARTINSEN vor mehr als einem Jahrzehnt bemerkte: „This kind of correlation evidence, however, leaves open the question of causality; are patients depressed because they are unfit and inactive, are they unfit because they are depressed, or is there some third factor which is connected to both reduced fitness and depression?" (MARTINSEN, 1994, 23), so ist auch heute noch unklar, ob inaktive, „bequeme" Menschen depressiv werden, *weil* sie sich weniger bewegen oder ob der Umkehrschluss gilt, dass Menschen inaktiv und in der Folge weniger fit werden, *weil* sie depressiv sind (vgl. ÄRZTE WOCHE, 2002).

Die Ergebnisse der dargestellten Quer- und Längsschnittuntersuchungen können nicht ausreichend Hinweise dafür liefern, ob körperliche Aktivität einen therapeutischen Effekt auf depressive Erkrankungen hat. Diese Frage kann nur durch Interventionsstudien mit depressiv diagnostizierten Patienten geklärt werden, welche im Folgenden dargestellt werden.

5.2 Interventionsstudien mit depressiven Patienten

Die körperlichen Aktivitäten die in den Interventionsstudien zur Anwendung kommen, die sich mit klinisch-relevanten Depressionen beschäftigt haben, lassen sich nach dem American College of Sports and Medicine in drei Hauptformen unterteilen. Es handelt sich dabei zum Einen um aerobe Aktivitäten (Ausdauersportarten wie Joggen, Walking u.ä.), zum Anderen anaerobe Aktivitäten (z.B. Krafttraining) und die dritte Gruppe umfasst Dehnungs- und Entspannungsübungen (z.B. Yoga, Stretching) (vgl. BURBECK et al., 2004, 100).

Beim aeroben Training geht es vor allem um die Steigerung der Leistungsfähigkeit des Herz-Kreislauf-Systems. Dies kann in unterschiedlicher Intensität geschehen. Beim Krafttraining und Kraftausdauertraining geht es um eine Zunahme der muskulären Leistungsfähigkeit, entweder um ein einmal erreichtes Niveau nicht zu verlieren oder um es zu verbessern. Bei Dehnung und Entspannung geht es v.a. um Geschmeidigkeit und ein Gefühl für die entspannte Wirkung kontrollierter Atmung (vgl. ROESSLER, 2006, 41).

Die meisten kontrollierten, randomisierten Studien haben die antidepressive Wirkung von aeroben Dauerleistungen wie „Joggen" oder „Walken" untersucht. Die Frequenz der Übungen lag zwischen drei bis fünfmal pro Woche und 20 bis 60 Minuten pro Übungseinheit. Die Studiendauer reichte von sechs bis zwanzig Stunden. Die Studienpopulationen beruhen entweder auf depressiven Patienten, welche sich in stationärer Behandlung befinden oder aber auf freiwilligen Personen, die als klinisch depressiv diagnostiziert worden sind.

5.2.1 Sport als Begleitmaßnahme zur Pharmakotherapie

Einige Studien [MARTINSEN et al. (1985; 1989), BLUMENTHAL et al. (1999) und MATHER et al. (2002)] befassten sich mit der Fragestellung, inwiefern sich körperliche Aktivität als Begleitmaßnahme zur Pharmakotherapie eignet.

In einer Studie von MARTINSEN et al. (1985) wurden 49 depressive Männer und Frauen in stationärer Behandlung untersucht. Die Trainingsgruppe hat über neun Wochen an drei Tagen pro Woche jeweils eine Stunde an einem aeroben Training teilgenommen, die Vergleichsgruppe wurde mit Ergotherapie behandelt. Nach der Intervention konnte in der Trainingsgruppe eine Zunahme der aeroben Kapazität sowie eine signifikant größere Abnahme der Depressionswerte festgestellt werden. Des Weiteren kommen die Forscher zu dem Ergebnis, dass eine Kombinationstherapie, bestehend aus aeroben Training und der gleichzeitigen Einnahme von trizyklischen Antidepressiva nicht effektiver ist als ein aerobes Training als Einzeltherapie (vgl. MARTINSEN, 1994, 24f). Auf Grunde der geringen Studienteilnehmer lassen sich jedoch keine eindeutigen Beweise daraus ableiten. Außerdem können, neben der medikamentösen, auch die umfangreichen psychotherapeutischen Therapiemaßnahmen, welche die Probanden begleitend erhalten haben, die positiven Effekte bewirkt haben. Daher sind die Ergebnisse nicht eindeutig auf die Trainingsleistung zurückzuführen.

In einer darauf folgenden Studie derselben Forschergruppe wurde die Probandenzahl erhöht, um aussagekräftigere Befunde zu der Frage zu erhalten, ob aerobes Training die

Wirksamkeit einer medikamentösen Therapie verstärkt. Aus ihrem Patientenkollektiv von insgesamt 99 Personen mit der Diagnose Depression oder Dysthymie wurden einige mit einem aeroben, andere mit einem anaeroben Training behandelt. Jeweils vierzehn Patienten in jeder Gruppe erhielten begleitend trizyklische Antidepressiva. In dieser Studie zeigte sich jedoch, dass die Patienten in der Kombinationsgruppe eine größere Symptomreduktion zeigten als eine Monotherapie, auch wenn dieser Effekt statistisch nicht signifikant ausfiel (vgl. MARTINSEN, 1994, 25).

VEALE et al. (1992) befassten sich in ihrer ersten Studie mit der Fragestellung, ob ein aerobes Ausdauertraining als zusätzliche Interventionsmaßnahme zur Standardtherapie [„psychotropic medication, psychotherapie or other social interventions" (VEALE et a., 1992, 541)] die Symptomreduktion verstärkt (vgl. ebd.). Dazu wurden 88 depressive Patienten randomisiert in zwei Gruppen eingeteilt. 48 Patienten nahmen über zwölf Wochen an drei Tagen pro Woche an einem „running program" teil. 35 Personen wurden einer Kontrollgruppe zugeordnet, die keine zusätzliche Behandlung erhielt. Die Verfasser kommen zu dem Ergebnis, dass die depressiven Symptome in der aeroben Trainingsgruppe geringer ausfallen als in der Kontrollgruppe (vgl. VEALE, 1992, 543). Leider wird in der Veröffentlichung dieser Studie jedoch keine Aussagen dazu gemacht, wie viele Patienten welche Standardtherapiemaßnahme erhielten.

BLUMENTHAL et al. (1999) befassten sich in ihrer Studie mit älteren depressiven Patienten. In ihrer Studie behandelten sie 156 depressive Männer und Frauen im Alter zwischen 50 bis 77 Jahren über sechzehn Wochen entweder nur medikamentös (Sertraline) (n=48), nur mit Sport (n=53) oder aber mit einer Kombinationstherapie aus Medikamenten und Sport (n=55). Die Therapieergebnisse wiesen keine signifikanten Unterschiede auf. Am Ende der Studie konnte für alle drei Gruppen eine statistisch signifikante Reduktion der depressiven Symptomatik feststellen. Der schnellste therapeutische Effekt konnte in der Gruppe, die nur Medikamente erhalten hat, festgestellt werden. Langfristig konnte das Sportprogramm jedoch vergleichbare depressionssenkende Effekte hervorbringen. Insgesamt kamen die Autoren zu dem Schluss: „An exercise training program may be considered an alternative to antidepressants for treatment of depression in older persons. Although antidepressants may facilitate a more rapid initial therapeutic response than exercise, after 16 weeks of treatment exercise was equally effective in reducing depression among patients with major depressive disorder (MDD)" (BLUMENTHAL et al., 1999, 2349).

BABYAK et al. (2000) nahmen zehn Monaten später eine Nacherhebung zu dieser Studie vor: „The purpose of this study was to assess the status of 156 adult volunteers with major depressive disorder (MDD) 6 month after completion of a study in which they were randomly assigned to a 4-month course of aerobic exercise, sertraline therapy, or a combination of exercise and sertraline" (BABYAK et al., 2000, 633). Dabei konnten die Wissenschaftler feststellen, dass die Gruppe, die nur Sport als Behandlungsmaßnahme erhalten hat, nach zehn Monaten eine geringere Rückfallrate in eine erneute depressive Episode aufwies als diejenigen, die in der rein medikamentösen oder aber kombinierten Interventionsgruppe behandelt wurden. Die Forscher kamen zu dem Schluss: „Among individuals with MDD, exercise therapy is feasible and is associated with significant therapeutic benefit, especially if exercise is continued over time" (BABYAK et al., 2000, 633). "Results of this relatively large, single-center clinical trial indicate that exercise is a feasible therapy for patients suffering from MDD and may be at least as affective as standard pharmacotherapy" (ebd., 636). Demnach scheint eine reine Sportintervention auf lange Sicht zum Einen einer Kombinationstherapie überlegen zu sein, zum Anderen aber auch vergleichbar mit einer medikamentösen Therapiemaßnahme. Einschränkend muss festgehalten werden, dass es sich in dem Probandenkollektiv um depressive Personen gehandelt hat, die durch einen Aufruf für diese Studie rekrutiert wurden. Es kann davon ausgegangen werden, dass sich nur Personen gemeldet haben, die grundsätzlich sportinteressiert waren und an die Effektivität einer solchen Interventionsmaßnahme glaubten. Die Autoren schließen dies aus der Beobachtung, dass ein Teil der Probanden (48%), die in die Interventionsgruppe der rein medikamentösen Therapie zugeordnet wurden, am Ende des Untersuchungszeitraums Sport in Eigenregie aufnahm (vgl. ebd., 637).

MATHER et al. (2002) setzen sich ebenfalls mit der Fragestellung auseinander, ob körperliche Aktivität eine effektive Begleitmaßnahme in der Behandlung älterer depressiver Patienten in der ambulanten Versorgung ist. Dazu ordneten sie 86 depressive Patienten (59 Frauen, 27 Männer) im Alter zwischen 53-78 Jahren einer Sportgruppe (36 Frauen, 7 Männer) oder einer Beratung über gesundheitsbewusstes Verhalten ("health education class") zu. Die Studie dauerte zehn Wochen. Die Sportgruppe traf sich an zwei Tagen pro Woche für 45 Minuten, die Kontrollgruppe ebenfalls an zwei Tagen pro Woche für 30 bis 40 Minuten. Alle Patienten nahmen im gesamten Zeitraum Antidepressiva ein (vgl. MATHER et al., 2002, 411ff). Als Ergebnis wurde festgestellt, dass 55% (23 von 42 Probanden) derer, die begleitend an einer Sportgruppe teilnahmen, eine Symptomreduktion größer als 30% aufwiesen. In der Kontrollgruppe hingegen konnte nur bei 33% (14 von 43 Probanden) eine entsprechende Reduktion festgestellt werden (vgl. MATHER et al., 2002, 412). Demnach scheint die körperliche Aktivität als Begleitmaßnahme der medikamentösen Therapie bezüglich der Linderung der depressiven Symptomatik einer Beratung über gesundheitsbewusstes Verhalten überlegen zu sein.

5.2.2 Sport als Begleitmaßnahme zur Psychotherapie

Körperliche Aktivität als Begleitmaßnahme in der psychotherapeutischen Behandlung von Depressionen wurden weniger häufig untersucht. Eine der meist zitierten Arbeiten ist die Studie von GREIST et al. (1978). In dieser Pilotstudie wurden insgesamt 28 Patienten (13 Männer, 15 Frauen), die an einer leichten oder mittelschweren Depression litten, behandelt. Auf Grund der Tatsache, dass bei leichten und mittelschweren depressiven Störungen psychotherapeutische Maßnahmen wenig erfolgsversprechend sind, wurde der Frage nachgegangen, ob ein wöchentliches, von GREIST et al. (1978, 259) als „walking-jogging-running program" bezeichnetes Sportprogramm eine geeignete Maßnahme in der Behandlung von Depressionen darstellen kann. Dazu wurden die Probanden in drei Gruppen eingeteilt. Zehn Personen nahmen über zehn Wochen an einem aeroben Training teil, sechs wurden mit einer zeitlich limitierten, zwölf mit einer zeitlich unlimitierten Psychotherapie behandelt. Um welche konkrete psychotherapeutische Intervention es sich handelte, kann dem Studienbericht jedoch nicht entnommen werden. Am Ende der Studie zeigten zwei Läuferinnen keine Symptombesserung, bei sechs Patienten kam es zu einer deutlichen Reduktion der depressiven Symptomatik (vgl. GREIST et al., 1978, 276). Auf Grund ihrer Befunde kommen die Forscher zu dem Schluss, dass in allen drei Interventionsgruppen vergleichbare Ergebnisse erzielt werden können, so dass das aerobe Training scheinbar ebenso wirksam ist wie eine psychotherapeutische Intervention. Auf Grund der kleinen Probandenzahl wurde jedoch keine statistische Analyse der Ergebnisse vorgenommen (vgl. BROOCKS et al., 1997, 383).

In weiteren Studien kommen GREIST et al. (1979), später ebenso DOYNE et al. (1983), insgesamt zu dem Ergebnis: „[...] running might be most useful as an adjunct treatment to enhance the effects of concurrent verbal therapy" (vgl. FREMONT & CRAIGHEAD, 1987, 242).

Auf Grund der Tatsache, dass es keine empirischen Beweise für die Aussage von GREIST et al. gab, wurde von FREMONT & CRAIGHEAD (1987) eine Studie durchgeführt, in der die Effekte von Kognitiver Verhaltenstherapie (KVT) und aeroben Training („running") separat und in Kombination untersucht wurden. „In order to determine how exercise might best be used, the present study was designed to examine the separate and combined effects of verbal therapy and aerobic exercise" (ebd., 242). In dieser Studie wurden insgesamt 49 leicht bis mittelschwer depressive Personen (13 Männer, 36 Frauen) untersucht, jedoch auch solche, die nicht alle Kriterien einer klinisch-relevanten Depression erfüllten. Über zehn Wochen wurde die KVT als Einzeltherapiemaßnahme, das aerobe Training hingegen in kleinen Gruppen durchgeführt. Die Probanden wurden den Untersuchungsgruppen randomisiert zugeordnet. Zu Beginn der Studie wurden 61 Personen rekrutiert, wovon jedoch bereits sieben nicht zum ersten Termin erschienen und weitere fünf im Laufe der Untersuchung ausschieden. Die Forscher gelangen zu dem Ergebnis, dass zwischen den Interventionsgruppen keine Unterschiede festgestellt werden konnten und schließen daraus, dass aerobes Training als Monotherapie eine Alternative in der Behandlung depressiver Stimmungen darstellen kann, dass eine Kombination der beiden Maßnahmen jedoch keine Steigerung der Effekte erzielt (vgl. ebd., 241ff).

Insgesamt liegen jedoch wenige Vergleichsstudien vor, die sich mit der Fragestellung befassen, welche Effekte körperliche Aktivität im Vergleich zur Kognitiven Verhaltens-therapie erzielen kann. Zu diesem Themengebiet liegen nach LOWLER & HOPKER (2001) noch zwei unveröffentlichte Dissertationen vor. Beispielsweise hat EPSTEIN (1986) eine Untersuchung mit 33 Freiwilligen durchgeführt. Eine Gruppe nahm an drei bis fünf Tagen pro Woche für 30 Minuten an einer Lauf- oder Walkinggruppe teil, eine weitere Gruppe wurde einmal pro Woche über eineinhalb Stunden mit der Kognitiven Verhaltens-therapie behandelt. Die restlichen Teilnehmer wurden als Kontrollgruppe einer Warteliste zugeordnet (vgl. LAWLOR & HOPKER, 2001, 4). Eine weitere Untersuchung liegt von HESS-HOMEIER (1981) vor. In dieser Dissertation wurden 20 Freiwillige untersucht, die entweder an vier Tagen pro Woche für dreißig Minuten an einem Lauf- oder Walkingprogramm teilgenommen haben, eine weitere Gruppe wurde an drei Tagen mit einer KVT behandelt, die restlichen Probanden wurden ebenfalls einer Warteliste zugeordnet (vgl. ebd.). LAWLOR & HOPKER gelangen in ihrer Meta-Analyse auf der Grundlage der wenigen vorhandenen Studien zu dem Schluss, dass die Effekte, die durch eine Sportintervention, einer KVT oder einer Kombinationstherapie auftreten können, keine signifikanten Unterschiede aufweisen (vgl. ebd., 5). Demnach scheint eine Sportintervention genauso effektiv wie die KVT zu sein und eine Kombination der beiden Maßnahmen lediglich einen unbedeutenden Vorteil zu bringen (vgl. STATHOPOULOU et al., 2006, 185). MUTRIE (2000) gelangt auf der Grundlage von zehn randomisierten Kontrollstudien in ihrer Metaanalyse zu der Schlussfolgerung, dass aerobe und anaerobe Sportprogramme zur Verringerung einer klinischen Depression beitragen können. Die dabei auftretenden antidepressiven Effekte sind von der Größenordnung her vergleichbar mit denen, die sich mit psychotherapeutischen Behandlungsverfahren erzielen lassen (MUTRIE, 2000, 56).

5.2.3 Aerobe und anaerobe Aktivität im Vergleich

Nur wenige Untersuchungen [bspw. DOYNE et al. (1987), VEALE et al. (1992) und MARTINSEN et al. (1989)] führten einen Vergleich zwischen aeroben und anaeroben Sportarten bzw. Dehnungs- und Entspannungsübungen durch.

DOYNE et al. (1987) ordneten in Ihrer Studie 40 depressive Frauen in der ambulanten Versorgung randomisiert drei Gruppen zu. Über acht Wochen übte eine Gruppe ein Lauftraining und eine weitere Gruppe Krafttraining mit Gewichten aus. Als Kontrollgruppe wurden einige Frauen einer Warteliste zugeordnet. Ziel der Studie war zum Einen eine umfangreiche stationäre Begleittherapie auszuschließen, zum Anderen wollten die Forscher untersuchen, ob die antidepressiven Effekte von der aeroben Leistungsfähigkeit, also der kardiopulmunalen Fitness, und damit von physiologischen Wirkmechanismen abhängig sind (vgl. DOYNE et al., 1987, 748). Außerdem sollten die methodischen Mängel vorausgegangener Studien, die ohne Kontrollgruppen durchgeführt wurden (z.B. GREIST, 1979; MARTINSEN, 1985), behoben werden (vgl. BROOCKS, 1997, 384). Als Ergebnis haben die Autoren festgestellt, dass beide Sportinterventionen im Gegensatz zur Warteliste eine signifikante Besserung der depressiven Symptomatik hervorgerufen haben. Demnach ist der antidepressive Effekt nicht von der aeroben Fitness abhängig. Diese Erkenntnis eröffnet die Möglichkeit, sportliche Aktivitäten wesentlich flexibler anzubieten. Die individuellen sportlichen Vorlieben der depressiven Patienten können somit besser berücksichtigt werden (vgl. DOYNE et al., 1987, 754).

Auch VEALE et al. (1992) haben in einer Studie 41 depressive Patienten unterschiedlichen Sportgruppen zugeordnet. Eine Gruppe nahm an einem aeroben Ausdauertraining teil, eine andere an einem anaeroben Sportprogramm, welches Entspannungs- und Stretching-Übungen und Yoga beinhaltete. Die Forschergruppe stellte fest, dass in beiden Interventionsgruppen die depressive Symptomatik signifikant sank. Es bestand kein Unterschied zwischen den beiden Gruppen. Kritisch anzumerken ist hierbei, dass die Patienten z.T. gleichzeitig medikamentös behandelt wurden. Das bedeutet, dass die Symptomreduktion nicht zwangsläufig auf die Sportintervention zurückgeführt werden kann (vgl. VEALE et al., 1992, 543).

Auch die Studie von MARTINSEN et al. (1989) kann in diesem Zusammenhang erwähnt werden. Sie teilten 99 depressive Patienten in zwei Gruppen ein. Eine Gruppe hat an einem Ausdauertraining teilgenommen, die zweite Gruppe an einem Training mit geringer Intensität. Auch diese Forscher fanden heraus, dass sich die depressive Symptomatik in beiden Sportgruppen signifikant verringert hat (vgl. STATHOPOULOU, 2006, 183). Allerdings wurden auch diese Studien in der stationären Versorgung durchgeführt und die Patienten erhielten gleichzeitig pharmakologische und psychotherapeutische Behandlungen.

Insgesamt lässt sich aus diesen Studien folgern, dass sowohl Ausdauer- als auch Kraft- oder Beweglichkeitstraining die Symptome einer Depression gleichermaßen günstig beeinflussen kann. Die Verringerung der depressiven Symptomatik scheint demnach nicht von der Ausdauerleistungsfähigkeit abhängig zu sein (vgl. STATHOPOULOU et. al, 2006, 183). Einige Autoren schließen daraus, dass wohlmöglich vielmehr der soziale Kontakt in einer Sportgruppe und die persönliche Betreuung, die durch einen Trainer geliefert wird, für die positiven Effekte verantwortlich sind. Aus diesem Grund werden im Folgenden Studien dargestellt, die diese Möglichkeit untersuchen.

5.2.4 Körperliche Aktivität und sozialer Kontakt im Vergleich

Da die Interventionen in den zuvor dargestellten Studien in Gruppen durchgeführt wurden und einige Forscher [bspw. McCANN & HOLMES, 1984; McNEIL et al. (1991), SINGH et al. (1997)] die antidepressive Wirkung eher in der sozialen Interaktionsmöglichkeit und Gruppenzugehörigkeit vermuten, sollen im Folgenden Studien dargestellt werden, die sich mit der Fragestellung befassen, ob die Verringerung der depressiven Symptomatik mit der verbesserten aeroben Ausdauerfähigkeit zusammenhängt oder aber ein Resultat einer regelmäßigen sozialen Interaktion ist.

Zu nennen ist in diesem Zusammenhang eine Studie von McCANN & HOLMES (1984), in der sie dreiundvierzig depressive Frauen drei Gruppen zuordneten. Über einen Zeitraum von zehn Wochen behandelten die Forscher 16 Frauen an zwei Tagen der Woche mit einer Stunde aeroben Training, 15 Teilnehmerinnen viermal pro Woche 15 bis 20 Minuten in einer Placebo-Gruppe (Progressive Muskelentspannung) und weitere 16 Frauen ordneten sie als Kontrollgruppe einer Warteliste zu (vgl. McCANN & HOLMES, 1984, 1144). Bei den Teilnehmerinnen, die an dem aeroben Training teilnahmen konnte insgesamt eine gesteigerte aerobe Leistungsfähigkeit mittels des Cooper-Tests[5] sowie eine stärkere Reduktion der depressiven Symptome im Vergleich zu den anderen Gruppen festgestellt werden. Im Ergebnis halten McCANN & HOLMES fest: „The results indicated that subjects in the aerobic exercise condition evidenced reliably greater improvements in aerobic capacity than did the subjects in either of the other conditions ($p < .002$ in both cases) and that the subjects in the aerobic exercise condition evidenced reliably greater decreases in depression than did subjects in the placebo condition ($p = .05$) or subjects in the no-treatment condition ($p = .001$). These results provide the first controlled evidence concerning the effects of strenuous exercise on depression" (McCANN & HOLMES, 1984, 1142). Demnach scheint der antidepressive Effekt von der aeroben Leistungsfähigkeit und nicht von der sozialen Interaktion abhängig zu sein.

McNEIL et al. (1991) befassten sich in ihrer Pilot-Studie ebenfalls mit der Fragestellung, ob die Verbesserung der depressiven Symptomatik durch den sozialen Kontakt in Sportgruppen entsteht. Dazu teilten die Forscher 30 ältere depressive Personen in drei Interventionsgruppen ein. Sechs Wochen wurde mit einer Gruppe dreimal pro Woche ein Walking-Programm durchgeführt, die Probanden der weiteren Untersuchungsgruppe wurden

---

[5] Test zur Feststellung der Ausdauerleistungsfähigkeit (vgl. MARTIN et al., 1993, 330)

zweimal pro Woche von einem Psychologiestudenten zu Hause besucht (Sozialkontakt). Die restlichen Probanden wurden einer Warteliste zugeordnet, mit der Option, nach sechs Wochen an einer der beiden Interventionen teilnehmen zu können (vgl. McNEIL et al., 1991, 487). Die Autoren erhielten als Ergebnis, dass sich in beiden Interventionsgruppen die depressiven Symptome im Vergleich zur Warteliste signifikant verringerten. Es konnte jedoch kein bedeutsamer Unterschied zwischen der Walking-Gruppe und der „Social Contact"-Gruppe festgestellt werden. Allerdings stellten die Forscher fest, dass der Rückgang der somatischen Symptome bei der Walking-Gruppe größer ausfiel als in der „Social Contact"-Gruppe. „Taken together, these findings show that, at least in the short term, accompanied exercise reduces a broader range of depressive symptoms (i.e. psychological and somatic symptoms) in the moderatly depressed elderly, as compared with social contact alone" (McNEIL et al, 1991, 488). Diese Forschergruppe nahm allerdings keine randomisierte Zuordnung und auch keine Follow-Up Untersuchung vor (vgl. MATHER et al., 2002, 411). Des Weiteren weisen McNEIL et al. in ihrer Veröffentlichung auf methodische Einschränkungen hin, da es sich um eine geringe Probandenzahl handelt und es sich bei der sportlicher Intervention auch um kein standardisiertes Verfahren handelte, was die Untersuchungsergebnisse und die Aussagekraft begrenzt (vgl. McNEIL et al., 1991, 488).

In einer weiteren Studie (SINGH et al., 1997) wurden 32 depressiv diagnostizierte Patienten unter der Fragestellung, ob Krafttraining (progressiv resistance training, PRT) Depressionen reduziert und gleichzeitig die körperliche Leistungsfähigkeit, die Lebensqualität, die Stimmung und die Selbstwirksamkeitserwartung erhöht (vgl. SINGH et al., 1997, abstract). Dazu haben die Forscher eine randomisierte Zuordnung der Probanden zu zwei Interventionsgruppen durchgeführt. Zehn Wochen lang übte eine Gruppe an drei Tagen pro Woche unter Anleitung ein Krafttraining an Geräten aus, die Kontrollgruppe nahm an zwei Tagen pro Woche an einem Gesundheitserziehungsprogramm teil. Bei der Sportgruppe konnte eine Reduktion der Depressionswerte um 60% gemessen werden, in der Vergleichsgruppe jedoch nur eine Abnahme um 30%. Auf Grund ihrer Befunde kommen die Forscher zu dem Ergebnis, dass Krafttraining ein effektives „Antidepressivum" für ältere Personen darstellt, welches ebenfalls Kraft, Stimmung und Lebensqualität verbessert (vgl. SINGH et al, 1997, abstract).

Da sich die Vergleichsgruppe auch an zwei Tagen pro Woche getroffen hat, was einem erhöhten sozialen Kontakt darstellt, jedoch im Vergleich zur Sportgruppe die Depressionswerte geringer gesunken sind, lässt sich daraus folgern, dass der antidepressive Effekt des

Krafttrainings nicht alleine auf den sozialen Kontakt zurückzuführen ist (vgl. BROSSE et al., 2002, 750).

Die dargestellten Studien weisen darauf hin, dass Sportprogramme ebenso effektiv zu sein scheinen wie eine medikamentöse oder eine psychotherapeutische Behandlungsmaßnahme und dass sie effektiver sind als gar keine Behandlungsmaßnahme. Im Folgenden werden zunächst Erklärungsansätze für die Wirksamkeit von Sport dargestellt, um dann abschließend eine Bewertung des Forschungsstandes vorzunehmen.

6 Erklärungsansätze für die Wirksamkeit von Sport

Während die Forschungsergebnisse konsistente Ergebnisse dazu liefern, dass körperliche Aktivität einen positiven Einfluss auf die depressive Symptomatik ausübt, sind die Wirkmechanismen, die diesen Effekten zugrunde liegen noch unklar. In Bezug auf die Fragestellung, welche Wirkmechanismen für die positiven Effekte sportliche Aktivität auf die depressive Symptomatik verantwortlich sind, gibt es derzeit kaum Untersuchungen. Es gibt verschiedene theoretische Ansätze, welche die Wirkung sportlicher Aktivität auf Depressionen erklären wollen. Die Modelle wurden jedoch meist nach den Interventionsstudien aufgestellt. Ausreichend überprüft und bewiesen sind sie daher noch nicht. GREIST et al. (1978) haben in ihrer Studie beispielsweise neun mögliche Wirkmechanismen dargestellt, die sie jedoch nicht weiter untersucht haben („mastery", „patience", „capacity of change", „generalization", „distraction", „positive habit or addiction", „symptom relief", „consciousness alteration" and „biochemical changes"). BROOCKS et al. (1997) vermuten, dass die Wirkung vorrangig auf kognitiv-lerntheoretische Faktoren und weniger auf neurobiologische Veränderungen zurückzuführen sind (vgl. BROOCKS et al., 1997, 291). Vermutlich ist auch bei den Wirkmechanismen, ähnlich wie bei der Ätiologie depressiver Erkrankungen, von einem multifaktoriellen Geschehen auszugehen, so dass möglicherweise eine Kombination mehrerer Wirkmechanismen eine Rolle spielen (vgl. HALLIWELL & RICHARDSON, 2005, 26).

Die theoretischen Ansätze lassen sich in physiologische und psychologische Modelle unterteilen. Im Folgenden werden einige dieser Modelle dargestellt.

6.1 Physiologische Erklärungsmodelle

Über welche physiologisch, neurobiologischen Mechanismen neuromuskuläre Aktivität zu antidepressiven Effekten führt bzw. führen kann, ist noch nicht geklärt. Basierend auf den bekannten biologischen Depressionstheorien haben beispielsweise NEUMANN & FRATSCH (2005a) entsprechende Hypothesen erstellt. Dazu zählen die Neurotransmitter- und Rezeptorstörung, neuroendokrine Störungen, Durchblutungs- und Stoffwechselanomalien sowie strukturelle Veränderungen (vgl. NEUMANN & FRATSCH, 2005a, 515).

6.2 Monoaminhypothese

Ein Forschungszweig beschäftigt sich mit der Hypothese, dass die antidepressiven Effekte körperlicher Aktivität auf eine vermehrte Ausschüttungen von Monoaminen zurückzuführen ist. Wie bereits im Kapitel 2.7.1.2 gelten in Verbindung mit depressiven Erkrankungen eine Störung der Monoamine Serotonin, Noradrenalin und Dopamin als ursächlichen Faktoren der Krankheitsentstehung. Wenn eine Dysbalance dieser Substanzen für eine Depression verantwortlich ist bzw. diese fördert, dann sollte eine Therapie, die dieses Ungleichgewicht reguliert, erfolgsversprechend sein. An dieser Stelle knüpft die Pharmakotherapie an. Sowohl in tierexperimentellen als auch in Untersuchungen an Menschen konnte nachgewiesen werden, dass physische Aktivität neurobiologische Veränderungen hervorruft und die Konzentration der Monoamine ansteigt (vgl. DISHMAN, 1994; DUNN & DISHMAN, 1991). Damit solche Effekte eintreten, muss die körperliche Tätigkeit jedoch mindestens 20 Minuten ununterbrochen bei ungefähr 80% der maximalen Leistungsfähigkeit durchgeführt werden (vgl. ROESSLER, 2006, 45). Die Untersuchungen an Menschen liefern jedoch nur Daten über Plasmaspiegelerhöhungen der Monoamine sowie den entsprechenden Metaboliten. Anhand dieser Befunde sind Rückschlüsse auf die Konzentration von Neurotransmittern im Zentralnervensystem (ZNS) nur bedingt möglich (vgl. NEUMANN & FRASCH, 2005a, 515). BROOCKS et al. (1999) konnten in einer Untersuchung an zwölf Marathonläufern zeigen, dass regelmäßiges Ausdauertraining mit einer Herunterregelung zentraler 5-HT2C-Rezeptoren (Serotonin-Rezeptoren) verbunden ist (vgl. ebd., 159). Durch Ausdauertraining kommt es akut zu einem Anstieg der freien Fettsäuren im Plasma, was eine Verdrängung des gebundenen Tryptophan (TRP) aus der Plasma-Eiweiß-Bindung führt. TRP ist die zur Synthese von Serotonin notwendige Aminosäure. Durch die Verdrängung kommt es zu einem Anstieg des freien TRP im Vergleich zu den anderen großen neutralen Aminosäuren LNAA (LNAA = large neutral amino acids). Der Tryptophan-Einstrom in das Gehirn wird durch einen kompetitiven Mechanismus an der Blut-Hirn-Schranke von dem Verhältnis zwischen freiem TRP und LNAA bestimmt. Dieser Effekt wird außerdem durch eine verbesserte Insulinwirkung in Folge des Ausdauertrainings unterstützt. Insulin fördert die Utilisation von LNAA, jedoch nicht die von TRP. Dadurch steigt der LNAA/TRP-Quotient zusätzlich an. Durch diese neurobiologischen Veränderungen strömt vermehrt TRP in das Gehirn ein. Dies scheint einen vermehrten Umsatz von Serotonin zu stimulieren (vgl. BROOCKS, 2005, 918).

In tierexperimentellen Untersuchungen konnte weiterhin festgestellt werden, dass durch verschiedene Bewegungsmethoden (Laufrad, Stufenklettern, Schwimmen) eine signifikante Erhöhung zerebraler Monoamine sowie damit verbundene positive Verhaltenseffekte ausgelöst werden. NEUMANN & FRATSCH (2005) stellen zu diesen Befunden jedoch fest, dass die Ergebnisse kritisch betrachtet werden müssen, da die Versuchstiere unter Stresssituationen ihre Leistungen erbracht haben, wodurch die Ergebnisse möglicherweise weniger durch die körperliche Aktivität als vielmehr durch die Stressexposition zu erklären sind (vgl. ebd., 2005, 515).

Insgesamt gibt es keine Untersuchung in Hinblick auf spezifische neurobiologische Veränderungen durch körperliche Aktivität bei depressiven Patienten. Die Frage, ob Veränderungen der Funktionsweise zentraler Neurotransmitter für die therapeutischen Effekte körperlicher Aktivität verantwortlich sind, muss in weiteren Studien untersucht werden (vgl. STATHOPOULOU et al., 2006, 186).

6.2.1 Endorphinhypothese

Diese Hypothese besagt, dass durch aerobe körperliche Aktivität vermehrt Endorphine freigesetzt werden. Die daraus resultierende erhöhte Beta-Endorphinkonzentration soll demnach für die positiven Effekte auf depressive Symptome verantwortlich sein (vgl. THOREN et al., 1990, 423ff).

Beta-Endorphin ist ein endogenes (körpereigenes) Opioid, das vom Gehirn produziert und von der Hypophyse ausgeschieden wird. Nach und während Ausdauerbelastungen steigt die Endorphinkonzentration im Blut an (vgl. KRÜGER & WILDMAN, 1986, 201). Eine erhöhte Konzentration der Endorphine reduziert unter Belastung das Schmerzempfinden. Des Weiteren löst sie nach Annahme dieser Hypothese eine positive Befindensveränderung, eine Stimmungssteigerung, aus. Die gesteigerte Endorphinausschüttung soll für die euphorischen Zustände verantwortlich sein, wie sie beim „Runner´s High" von Marathonläufern berichtet werden. Die Läufer befinden sich in einem rauschähnlichen Zustand, in denen sie keine Schmerzen verspüren und das Gefühl haben, noch viele Kilometer laufen zu können (vgl. BARTMANN, 2005, 67).

In Versuchen von MARKOFF et al. (1982) und McMURRAY et al. (1988), in denen sie durch Naloxoninjektionen (Naloxon = ein Mittel, das die Opioidrezeptoren blockt) die Opioidwirkung unter Ausdauerbelastung geblockt haben, konnte dies jedoch nicht nachgewissen werden. Zwar antagonisiert Naloxon die verminderte Schmerz-empfindlichkeit, die vorhandenen positiven psychischen Effekte werden jedoch kaum beeinflusst (vgl. CRAFT & PERNA, 2004, 107).

Die Voraussetzung für die beschriebenen Effekte ist zudem eine relativ hohe Trainingsintensität. Eine bedeutsame Erhöhung der Beta-Endorphine erfordert eine akute Ausdauerbelastung über 30 bis 45 Minuten oder eine Intensität, die etwa 50 bis 60% VO_{2max} erfordert. Ein weiterer wichtiger Aspekt ist die Frage, wie die Erhöhung der Plasma-Endorphine eine Steigerung der Endorphine im Gehirn bewirken soll. Auf Grund der Blut-Hirn-Schranke können die Plasma-Endorphine nicht ins Gehirn einwandern und dort die Konzentration erhöhen (vgl. BROOCKS, 2005, 918).

Bis heute ist unklar, ob die Steigerung der Plasma-Endorphine eine Auswirkung auf die depressive Symptomatik haben kann, zumal die geforderten Belastungsparameter im Gesundheits- und Breitensport selten erreicht werden. Daher scheint diese Hypothese wenig Relevanz zu besitzen (vgl. WAGNER & BREHM, 2006, 114).

6.2.2 Thermoregulationshypothese

Die Thermoregulationshypothese, auch allgemeine Aktivierungshypothese genannt, beruht auf der Tatsache, dass sportliche Betätigung die Sauerstoffversorgung des Zentralnervensystems, die Durchblutung peripherer Organe, die Stoffwechselintensität, die Körpertemperatur sowie die Empfindlichkeit der Sinnesrezeptionen während einer sportlichen Aktivität steigert. Dadurch wird das allgemeine Wohlbefinden positiv beeinflusst (vgl. WAGNER & BREHM, 2006, 114).

Demnach ist die Erhöhung der Körpertemperatur für die depressionslindernde Wirkung körperlicher Aktivität verantwortlich. Bewegung führt zur Erhöhung der Körpertemperatur, was einen entspannenden Nacheffekt hat. Bei körperlicher Aktivität steigt die Körpertemperatur um etwa einen Grad an und sinkt nach Beendigung wieder ab. Dies führt zu einem Entspannungseffekt (vgl. ROESSLER, 2006, 43). Nach DeVRIES (1968; 1981) kann die Temperaturerwärmung in bestimmten Hirnregionen, beispielsweise im Hirnstamm, zu einem allgemeinen Entspannungseffekt und zu einer Senkung des Muskeltonus führen (vgl. CRAFT & PERNA, 2004, 107). Es kommt zu einer Entspannung der Muskulatur, die bei depressiven Patienten oftmals verspannt ist. Die Theorie beruht also auf der Annahme, dass über die Entspannung der Muskulatur eine psychische Entspannung erfolgt (ERKELENZ & GOLZ, 1998, 88).

Diese Hypothese hat jedoch bislang keine große Bedeutung für den Wirksamkeitsnachweis von körperlicher Aktivität auf depressive Symptomatiken erlangt. CRAFT & PERNA

(2004) stellen heraus, dass die Forschungsergebnisse zu dieser Hypothese weniger einen Wirksamkeitsnachweis für körperliche Aktivität auf depressive Symptome liefern, sondern dass die Effekte eine Erklärung für eine Abnahme von Angstgefühlen darstellt. „While this idea of increased body temperature has been proposed as a mechanism for the relationship between exercise and depression, the research conducted on the thermogenetic hypothesis has examined the effect of exercise only on feelings of anxiety rather than depression" (ebd., 107).

Zusammenfassend muss festgehalten werden, dass noch nicht geklärt ist, über welche physiologischen Mechanismen körperliches Training zu antidepressiven Effekten führt. Weitere plausible, jedoch auch noch nicht untersuchte, neurobiologische Hypothesen in Bezug auf die vermutete antidepressive Effektivität körperlichen Trainings finden sich bei NEUMANN & FRATSCH (2005a) sowie in der Übersichtsarbeit von BROSSE et al. (2002).

6.3 Psychologische Erklärungsansätze

Neben den physiologischen Erklärungsansätzen sind auch die psychologischen Modelle für die Erklärung der Effekte von körperlicher Aktivität auf die psychische Gesundheit von einer theoretischen Vielfalt gekennzeichnet. Zu den psychischen Wirkungen zählen beispielsweise das Gefühl, etwas bewältigen zu können oder eine allgemeine eher unspezifische Steigerung des Selbstwertgefühls.

6.4 Selbstwirksamkeitshypothese

Das Modell der Selbstwirksamkeit (self-efficacy theory) stammt von dem amerikanischen Psychologen BANDURA (1977). Er geht davon aus, dass kognitive, motivationale, emotionale und aktionale Prozesse durch subjektive Erwartungen gesteuert werden. Dazu zählen die Selbstwirksamkeitserwartung und die Handlungsergebniserwartung. Die Selbstwirksamkeitserwartung ist die Einschätzung der eigenen Kompetenz einer Person, ein Verhalten auch in schwierigen Situationen auszuführen und Herausforderungen erfolgreich bewältigen zu können. Diese Erwartung beeinflusst maßgeblich das Verhalten einer Person.

„Efficacy expectations determine how much effort people will expend and how long they will persist in the face of obstacles and aversive experiences" (BANDURA, 1977, 194).

BANDURA sieht Selbstwirksamkeitserwartung als bereichsspezifisch an, beispielsweise als Selbstwirksamkeit bezüglich einer Sportart. Spätere Ansätze postulieren eine generalisierte Selbstwirksamkeit. Das Konstrukt der generalisierten Selbstwirksamkeit geht davon aus, dass sich verschiedene spezifische Selbstwirksamkeitserwartungen einer Person in generalisierter Form als ein zeitstabiles Konstrukt darstellen. Eine solche allgemeine Selbstwirksamkeit zeigt sich in einem globalen Vertrauen in die eigenen Fähigkeiten, mit neuen und schwierigen Situationen umgehen zu können (vgl. KNOLL et al., 2005, 31f).

Wie bereits erläutert, weisen Depressive ein geringes Selbstwertgefühl auf und glauben nicht daran, Probleme aus eigener Kraft lösen zu können. Viele Depressive beschreiben nach Beendigung eines Sportprogramms ihr Erstaunen über sich selbst, dass sie ein mehrwöchiges körperliches Training bewältigt haben. Das hätten sie sich vorher nicht zugetraut. Es ist zu vermuten, dass diese positiven Erfahrungen in einem spezifischen Bereich auch Einfluss auf die generalisierte Selbstwirksamkeit hat und das Vertrauen einer Person in sich und seine eigenen Kräfte stärkt, so dass sie sich auch anderen Herausforderungen, die sie sich vorher nicht zugetraut hat, annimmt (vgl. ROESSLER, 2006, 45). In Bezug auf die Konsequenzen eines erfolgreich abgeschlossenen Sportprogramms könnte somit eine gesteigerte bereichsspezifisch erworbene Kompetenzerfahrung zu einer Erhöhung der generalisierten Selbstwirksamkeit führen. Allerdings liegen zu diesem Zusammenhang bisher kaum Untersuchungen vor (vgl. PFEFFER & ALFERMANN, 2006, 62).

6.4.1 Ablenkungshypothese

Diese Hypothese geht davon aus, dass die Stimmungsverbesserung während der sportlichen Aktivität auf eine Ablenkung von unangenehmen Stimuli, Sorgen, depressiven Grübeleien oder somatischen Beschwerden zurückzuführen ist. Die körperliche Aktivität erfordert beispielsweise durch die Bewegungsausführung oder eine bestimmte Technik die volle Konzentration auf diese Tätigkeit (vgl. CRAFT & PERNA, 2004, 108). Beim Training, insbesondere am Anfang, kann man sich nur mit seinem Körper beschäftigen, was negative Gedanken, zumindest für die Zeit des Trainings vertreibt (vgl. GREIST et al., 1978, 281). Bei der Ausübung sportlicher Aktivitäten scheint die kognitive Informationsaufnahme- und Verarbeitungskapazität somit in einer Form beansprucht zu werden, wodurch die Wahrnehmung unangenehmer Stimuli nur noch eingeschränkt oder gar nicht mehr erfolgen kann. Entwickelt wurde diese Hypothese von BAHRKE & MORGAN (1978). Sie haben festgestellt, dass Patienten, die unter Angststörungen litten, gleichermaßen von Meditation als auch von Walking profitierten. Sie vermuten auf Grund ihrer Befunde, dass nicht die physiologischen Veränderungen, sondern ein „Time-Out", also die Ablenkung, für die Verbesserung der negativen Emotionen verantwortlich ist (vgl. BAHRKE et al., 1978, 331). Demnach kann Sport für depressive Patienten eine hilfreiche Methode darstellen, um aus dem Alltag auszubrechen. Nach Meinung einiger Autoren kann jegliche Aktivität, wie Angeln oder Fernsehen die gleichen Effekte erzielen (vgl. RANSFORD, 1982, 4).

6.4.2 Hypothese der Sozialen Interaktion

Eine weitere psychologische Hypothese begründet sich auf der Möglichkeit der sozialen Interaktion, die in einer Gruppe entstehen kann (vgl. RANSFORD, 1982, 4). Diese Hypothese besagt, dass sowohl die Sozialbeziehungen und die gegenseitige Unterstützung, die sich Sportler geben, als auch die Aufmerksamkeit durch den Übungsleiter eine große Rolle für die positiven Effekte körperlicher Aktivität spielen. Der Hypothese nach ist die Wirkung der Sportaktivität demnach nicht an die motorische Aktivität gebunden. Das Sporttreiben findet häufig in einem sozialen Rahmen statt, indem ein Kontakt mit anderen Menschen möglich bzw. notwendig ist. Diese Kontaktmöglichkeit kann nach RITTNER (1987) von erheblicher Bedeutung für das Wohlbefinden sein (vgl. WAGNER & BREHM, 2006, 112). Da sich viele Depressive einsam, isoliert und von anderen nicht gemocht fühlen, können Sportgruppen einen Raum bieten, soziale Kontakte und auch Freundschaften zu knüpfen (vgl. ROESSLER, 2006, 46).

Allen dargestellten Modellen der Wirkungsweise von Sport bei depressiven Erkrankungen scheint eine gewisse theoretische Plausibilität zuzukommen. Zum Teil liegen auch Studien mit gesunden Menschen vor, die diese Theorien unterstützen. Insgesamt steht jedoch eine differenzierte empirische Sicherung noch aus (vgl. WAGNER & BREHM, 2006, 117). In diesem Bereich sollten vermehrt hypothesengeleitete Studien durchgeführt werden, um eine konkrete Aussage über die Wirkungszusammenhänge machen und dadurch entsprechende Sportprogramme ableiten zu können. Erst dann können Aussagen über die Wirksamkeit eines Sportprogramms als Einzel- oder Begleittherapiemaßnahme in der Behandlung von Depressionen gemacht und ggf. gezielt in der Behandlung eingesetzt werden. HAUTZINGER (1997) stellt heraus, dass sportliche Aktivität grundsätzlich physiologisch-vegetative Veränderungen bewirkt, wodurch Appetit, Schlaf und die Verdauung, welche bei depressiven Patienten oftmals gestört sind, regulieren werden können. Zusätzlich ist auch nicht von der Hand zu weisen, dass körperliche Aktivität von negativen Gedanken ablenken, aktivieren und positive Erfahrungen ermöglichen kann sowie, auf Grund des sozialen Rahmens in dem Sport meistens stattfindet, eine verstärkende Wirkung haben kann (vgl. HAUTZINGER, 1997, 31).

6.4.3 Zwischenfazit Sport und Depressivität

Zusammenfassend kann festgehalten werden, dass es zunehmend empirische Belege dafür gibt, dass depressive Patienten von einem Sportprogramm profitieren können. Insgesamt scheint der Zusammenhang zwischen physischer Aktivität und Depression in zwei Richtungen zu weisen. Zum Einen hilft Aktivität gegen Depressionen (Inaktivität), zum Anderen zeigen Studien, dass inaktive Menschen eine größere Neigung zur Depression haben. Ein inaktiver Lebensstil scheint somit depressiven Störungen vorausgehen (vgl. CAMACHO et al., 1991; FARMER et al., 1988; PFAFFENBARGER et al., 1994; STRAWBRIDGE et al., 2002).

Die Überprüfung der Wirksamkeit von Bewegungsprogrammen wurde in den Interventionsstudien am häufigsten durch aerobe Trainingsprogramme untersucht. Allerdings ist diese Wirksamkeit nicht ausschließlich auf aerobe Bewegungsaktivitäten zurückzuführen. Es gibt einige Untersuchungen, die auch für anaerobe Bewegungsaktivitäten Reduzierungen der Depressionswerte nachweisen konnten (vgl. DOYNE et al., 1987, VEALE et al., 1992; MARTINSEN et al., 1989; BLUMENTHAL et al., 1999). In zahlreichen Reviews (z.B. SCULLY et al. 1998; CRAFT & PERNA, 2004) und Meta-Analysen (z.B. NORTH et al., 1990; CRAFT & LANDERS, 1998; MUTRIE, 2000; LAWLOR & HOPKER, 2001; STATHOPOULOU, 2006) kommen die Autoren zu dem Schluss, dass aerobe als auch anaerobe Bewegungsprogramme eine effektive Behandlungsmethode bei klinisch relevanten Depressionen darstellen, da bei beiden depressionsreduzierende Effekte nachgewiesen werden konnten.

Die Frage, ob Bewegungsaktivitäten ebenso effektiv sind wie die klinischen Standardverfahren kann zum derzeitigen Stand der Forschung nicht beantwortet werden. In kontrollierten Studien konnten im Vergleich zu psychotherapeutischen und verhaltenstherapeutischen Maßnahmen für die Bewegungsaktivitäten vergleichbare antidepressive Effekte nachgewiesen werden (vgl. GREIST, 1978; FREMONT & CRAIGHEAD, 1987; MUTRIE, 2000). Auch gibt es Hinweise, dass insbesondere aerobe Bewegungsaktivitäten ähnliche positive Effekte wie die medikamentöse Therapie bewirken (vgl. MARTINSEN et al.,

1989; BLUMENTHAL et al., 1999). Dennoch fehlen entsprechende Studien und Beweise, um konkrete Aussagen zu dieser Fragestellung machen zu können.

Zum Einen ist bis heute ungeklärt, in welcher Intensität, Dauer und Frequenz ein Training ausgeführt werden sollte, um die besten antidepressiven Effekte zu erzielen. Zum Anderen ist noch offen, ob nun Dauerlauf, Walken, Schwimmen, Tanzen, Turnen, Gymnastik, Krafttraining, Mannschaftssportarten o.ä. das geeignete Mittel in der Behandlung depressiver Erkrankungen ist. Demnach gibt es „für das antidepressive Mittel „körperliche Aktivität" [...] also noch keine indikativen „Präparate" und keine Dosierung" (NEUMANN & FRATSCH, 2005, 514). Es können keine verbindlichen und tatsächlich wirksamen Methoden verordnet werden. Insgesamt fehlt noch die empirische Basis, um davon ausgehen zu können, dass Bewegungsaktivitäten „die" effektive Behandlungsmethode darstellen oder dass sie in Kombination mit den gängigen Therapieverfahren eine gesteigerte Wirkung erzielen können (vgl. ALLMER, 2006, 423).

Um ein Interventionsprogramm, welches zur Heilung oder Linderung einer Erkrankung dienen soll, regelmäßig erfolgreich einsetzen zu können, müssen Kenntnisse über die Wirkungsursache sowie die Wirkungsweise bekannt sein, um zum Einen Behandlungsmisserfolge zu minimieren und zum Anderen eine konkrete Dosierungen verordnen zu können. Außerdem sollten Erkenntnisse vorliegen, zu welchen konkreten körperlichen und psychosozialen Wirkeffekten eine Intervention führt, wie stabil diese Effekte sind und welche Nebenwirkungen auftreten können. Des Weiteren sollte das Wissen darüber vorliegen, bei welcher Erkrankungsintensität, in welcher Dosierung, bei welcher Person und von wem verabreicht, eine Behandlungsmethode die optimale Wirksamkeit erzielen kann und über welche Dauer die Behandlungsmaßnahme durchgeführt werden sollte. Im sportspezifischen Bereich mit depressiven Patienten fehlen diese Erkenntnisse (vgl. ERKELENZ & GOLZ, 1998, 5ff).

Warum und wie welcher Sport bei welchem Patienten wirkt, dazu kann bis heute keine eindeutige Antwort gegeben werden. Aus diesem Grund können auch nur Empfehlungen, und keine konkreten Sportverordnungen erteilt werden. Des Weiteren kann auch nicht per se davon ausgegangen werden, dass jeder depressive Patient von einem Sportprogramm profitiert. Einige Autoren vermuten, dass nur depressive Personen, die sich auch einen Erfolg von den Programmen versprechen, an den Interventionsstudien teilgenommen haben. Dies kann bereits einen Einfluss auf die positiven Ergebnisse haben. Scheinbar muss ein Patient an einer solchen Intervention grundsätzlich Interesse haben und offen gegenüberstehen, damit sich positive Effekte einstellen (vgl. STATHOPOULOU, 2006; s. auch HALLI-WELL & RICHARDSON, 2005, 35).

Insgesamt wird jedoch von einer Bedeutsamkeit und einem positiven gesundheitlichen Nutzen des Sporttreibens auf das psychische Erleben und Verhalten depressiver Patienten ausgegangen (vgl. bspw. ERKELENZ & GOLZ, 1998; BROSSE et al. 2002; FUCHS, 2003; ALLMER, 2006).

Außerdem kommen die meisten Autoren zu dem Schluss, dass allein auf Grund der potentiellen physischen Gesundheitseffekte, die durch körperliche Aktivität entstehen können, Sportprogramme für depressive Patienten angeboten werden sollten (bspw. BROOCKS et al., 1997; BIDDLE & MUTRIE, 2001). Dies ist nicht weiter verwunderlich, da in der heutigen Zeit in der Gesamtbevölkerung Bewegungsmangel vorherrscht und für alle Menschen eine Steigerung der körperlichen Aktivität gefordert wird, um Krankheiten vorzubeugen. Betrachtet man die möglichen Begleiterkrankungen (siehe 2.3), gelten depressive Patienten als eine Risikogruppe für physische Erkrankungen, welche durch regelmäßige körperliche Aktivität gemindert bzw. verhindert werden können. BIDDLE & MUTRIE (2001) stellen zusammenfassend heraus: „The potential benefit of advocating the use of exercise as part of treatment for depression far outweights the potential risk, that no effect will occur. There are very few possible negative side effects (for example, injury, exercise dependence) and there have been no negative outcomes reported in the literature. In addition, there are potential physical health benefits such as increase in fitness, weight reduction and decreased coronary artery disease risks. Therefore, physical activity and exercise should be advocated as part of the treatment for clinically defined depression" (ebd., 2001, 219).

Ob körperliche Aktivität bzw. Sport nun einen nachweislich therapeutischen Effekt auf depressive Erkrankungen hat oder nicht, die positiven Effekte, die auf die physische Gesundheit wirken, sind Grund genug, um depressiv Erkrankten ein Angebot zu ermöglichen, ein Sportprogramm aufzunehmen und auch langfristig beizubehalten.

7 Sport im Rahmen der Therapie depressiver Erkrankungen

Auch wenn noch nicht in allen Einzelheiten geklärt ist, warum und wie Sport und körperliche Aktivität Depressionen lindern, liegen mittlerweile zahlreiche Studien vor, die den empirischen Beweis liefern, dass die depressive Symptomatik mittels Sport signifikant positiv beeinflusst werden kann. Es besteht weitgehend Konsens darüber, dass insbesondere leicht- bis mittelschwer depressive Patienten von einem Sportprogramm profitieren können (vgl. BROOCKS et al., 1997, 390; STATHOPOULOU, 2006, MUTRIE, 2000, NCCMH, 2004, 105; HALLIWELL & RICHARDSON, 2005, 5). Diese Patientengruppe wird in der Regel ambulant therapiert, während sich schwer Depressive meist in stationärer Behandlung befinden, in der die Sport- und Bewegungstherapie bereits als akzeptierte Begleitmaßnahme angewendet wird (siehe 4.2).

7.1 Eingrenzung der Begrifflichkeiten

Im Rahmen eines Gesamtbehandlungsplans in der stationären Versorgung gelten sport- und bewegungstherapeutische Maßnahmen mittlerweile zu den akzeptierten, flankierenden Maßnahmen (vgl. GLATTHAAR et al., 1999, 112). Der Bereich der Sport- und Bewegungstherapie für depressive Patienten ist in der Praxis allerdings noch nicht fest umschrieben. Nach NEUMANN & FRATSCH (2005b) erheben viele sport- und bewegungsbezogene Methoden therapeutischen Anspruch. „Was dazu gezählt wird, unterliegt (noch) einer gewissen Beliebigkeit und den Vorlieben der jeweiligen Anwender" (ebd., 144). Zu den Methoden, die in psychiatrischen und psychosomatischen Kliniken häufig angeboten werden, zählen beispielsweise als sporttherapeutische Maßnahmen das Ausdauertraining, Krafttraining, (Ball)Spiele, Kampfkünste (Kendo, Judo, Karate, Taekwando, Jiu Jitsu) sowie Gymnastik. Unter die Bewegungstherapie subsumieren die Autoren die Tanztherapie, Tai Chi und Qi Gong (vgl. NEUMANN & FRATSCH, 2005b, 145f). Ferner werden als weitere körperorientierte Maßnahmen die integrative und konzentrative Bewegungstherapie angeboten. Bei diesen bewegungstherapeutischen Maßnahmen liegt das primär Therapeutische nicht in der Bewegung selbst, sondern die Bewegung ist nur ein Wegbereiter für verbale Interventionen bzw. psychotherapeutische Maßnahmen. Hierbei geht es vielmehr um das Wahrnehmen und Verarbeiten von Emotionen und darum, diesen Ausdruck zu verleihen (vgl. HEIMBECK & SÜTTINGER, 2007, 53). Diese Bewegungstherapien befinden sich zum Übergang zur Psychotherapie und werden daher nicht näher erläutert (vgl. ebd).

Bisher existiert keine einheitliche und umfassende Definition des Begriffes „Sport" im Zusammenhang mit der Behandlung psychisch kranker Menschen (vgl. LÄNGLE, 2004, 59). Zu den verwendeten Begriffen zählen Gesundheitssport, Sporttherapie, Bewegungstherapie, Rehabilitationssport und Behindertensport. Allerdings existiert auch keine umfassende Definition des Begriffs „Sport" im Allgemeinen. Der Begriff „Sport" umfasst vielfältige Ziele und Nutzen, und nicht für alle Sporttreibenden ist das primäre Ziel eine Förderung der Gesundheit (vgl. BÖS & BREHM, 1999, 9). Um es in den Worten von SINGER (1986) zu sagen: *Den* „Sport" gibt es nicht. „Sport reicht von Ping-Pong-Spielen bis zum extremen Bergsteigen, von Gymnastik bis zum Boxen, von „ein bisschen schwitzen" bis zur totalen körperlichen Erschöpfung, umfasst ästhetische Gestaltung wie auch harten Zweikampf" (VOLKAMER, 1994, 192). Der Begriff „Sport" ist somit sehr unpräzise und kann vielfältige körperliche Aktivitäten beinhalten.

Nach dem US Department of Health und Human Services (1996) sollte jedoch „körperliche Aktivität" („physical activity"), die der Gesundheit dient, eindeutig vom Begriff „Sport" unterschieden werden. Demnach bezieht sich „körperliche Aktivität" als Oberbegriff auf jede körperliche Bewegung, die durch die Skelettmuskulatur produziert wird und den Energieverbrauch über den Grundumsatz anhebt (vgl. RÜTTEN et al., 2005, 7). Mit „Sport" ist hingegen eine historisch-kulturell definierte Untergruppe von „körperlicher Aktivität" gemeint, für die traditionell insbesondere körperliche Leistung, Wettkampf (Wettkampfsport), Fitnessverbesserung und Körperformung (Fitness-Sport) sowie Spaß und Freude an der Bewegung und Bewältigung der Natur (Fun- und Natursportarten) typisch sind (vgl. BREHM & RÜTTEN, 2004, 91). Die wettkampfzentrierten Sportarten lassen sich in die Tradition der etwa in der Mitte des vorletzten Jahrhunderts in England entstandenen „sports" einordnen. Ihr zentrales Merkmal ist der Leistungsvergleich mit anderen Sportlern oder Mannschaften im Wettkampf (vgl. BÖS & BREHM, 1999, 9).Bis in die 1980er Jahre galt der „Leistungsvergleich im Wettkampf" als entscheidendes Merkmal des „Sports". Dieses enge Verständnis trifft heute nicht mehr zu. Der „Sport" kann jetzt auch einen anderen „Sinn" haben, er kann in Gestalt des Ausgleichs-, Erlebnis- oder Gesundheitssports auftreten und bleibt dennoch Sport (vgl. FUCHS, 2003, 5f).

Der Wettkampfsport ist im Zusammenhang mit der Behandlung depressiver Patienten nicht gemeint. Hierbei ist das Ziel des „Sports" eine Gesundheitsverbesserung. Es handelt sich also vielmehr um körperliche Aktivitäten, welche zu sportlichen Übungen und Training werden, wenn sie gezielt, strukturiert, wiederholt und zielgerichtet ausgeführt werden. Sport als Training mit Wettkampfcharakter spielt im Rahmen der Therapie und Prävention eine untergeordnete Rolle (vgl. DGSP). Es lassen sich verschiedene Arten körperlicher Aktivitäten unterscheiden. Unter moderater körperlicher Aktivität werden Tätigkeiten wie Fahrradfahren, Haus- oder Gartenarbeit verstanden. Nach dem „Center of Disease Control" ist das allgemeine Mindestkriterium für körperliche Aktivität, dass eine Person mindestens 30 Minuten an fast jedem Tag der Woche moderate Aktivitäten ausüben sollte. Sportliche Aktivität hingegen soll der Fitness dienen und wird entsprechend geplant, strukturiert und wiederholt durchgeführt. Für diese Form der Ausübung wird für einen physischen gesundheitlichen Effekt vom „American College of Sports Medicine" ein intensiveres Training mit einem Mindestmaß von drei- bis fünfmal pro Woche für 20 bis 60 Minuten definiert. Der Vorteil der intensiveren sportlichen Aktivität liegt in einer höheren Effektivität. Allerdings kann auch die moderate körperliche Aktivität positive Gesundheitswirkungen erzielen. Der Vorteil dieser Intensitätsform liegt in der leichteren Aufnahme und leichteren Intergration in den Alltag inaktiver Menschen (vgl. WOLL & BÖS, 2004, 102).

Im angloamerikanischen Bereich werden zur Bezeichnung des gesundheitsorientierten Sports die Begriffe physical activity, exercise oder physical exercise gebraucht. CASPERSEN et al. (1985) definieren wie folgt: "Exercise is physical activity that is planned, structured, repetitive, and purposive in the sense that improvement and maintenance of one or more components of physical fitness is the objective" (CASPERSEN et al., 1985, 128). „Physical exercise" zeichnet sich also durch die Zielsetzung aus, eine Gesundheitswirkung zu erreichen. Dazu muss die Aktivität so geplant und ausgewählt werden, dass sich mit ihr die gesetzten Ziele auch tatsächlich erreichen lassen. Nach FUCHS (2003) wird diese Definition von den meisten englischsprachigen Sport- und Gesundheitswissenschaftlern mit der Ergänzung, dass es nicht nur um eine Verbesserung der körperlichen Fitness, sondern der Gesundheit insgesamt geht, akzeptiert (vgl. ebd., 8).

7.2 Praktische Empfehlungen zum Sport für depressive Patienten

Wie bereits ausgeführt können noch keine verbindlichen Methoden verordnet werden, wie die besten antidepressiven Effekte durch körperliche Aktivität erzielt werden können. Aus diesem Grund orientieren sich die praktischen Empfehlungen für depressive Patienten zum Sport auch an den allgemeinen Richtlinien für gesundheitssportliche Empfehlungen zur körperlichen Aktivität unter der besonderen Berücksichtigung im Umgang mit dieser Patientengruppe.

Der Versuch, einen Dosiswirkungszusammenhang für das aerobe Training depressiver Patienten zu ermitteln, wurde von DUNN et al. (2005) unternommen. In der so genannten „Depression Outcomes Study of Exercise" (kurz: DOSE-Studie) untersuchte die Forschergruppe, ob ein Dosiswirkungszusammenhang zwischen der Intensität der körperlichen Aktivität und der Reduktion der depressiven Symptome besteht. Des Weiteren wurde geprüft, ob körperliche Aktivität bei Patienten mit leichten bis mittelschweren Depressionen eine effektive Einzeltherapiemaßnahmen darstellt. Dazu wurden Patienten mit leichten bis mittelschweren depressiven Störungen zwölf Wochen lang in fünf Sportgruppen behandelt, deren Sportprogramm sich bezüglich ihrer Art, Intensität, Frequenz und Dauer unterschieden (vgl. DUNN et al., 2005, abstract). DUNN et al. (2005) kamen zu dem Ergebnis, dass eine moderate körperliche Aktivität (60 bis 70% der maximalen Herzfrequenz) einen größeren therapeutischen Effekt bei Patienten mit depressiven Störungen hat als eine niedrigere Dosis (50 bis 60% der maximalen Herzfrequenz) (vgl. BARTHOLOMEW et al., 2005, 2032). Allerdings zeigen andere Studien, dass bereits geringere Intensitäten einen positiven Effekt auf die depressive Symptomatik erzielen können (vgl. STATHOPOULOU et al., 2006, 189). Eine eindeutige Aussage zum Dosiswirkungszusammenhang ist auf Grund der bisherigen Befunde allerdings noch nicht möglich.

MEYER & BROOCKS (2000) geben für die Durchführung eines ausdauerorientierten Sportprogramms mit psychisch kranken Menschen folgende Empfehlungen:

1. Vor Beginn eines Sportprogramms muss eine Abklärung der Sporttauglichkeit erfolgen, um sicher zu stellen, dass der Patient keine kardialen oder orthopädischen Schäden durch ein Sportprogramm erleidet. Der Patient muss frei von Infektionen oder kardiovaskulären Erkrankungen sein, um ein Training aufnehmen zu können. Bei untrainierten Personen über dem 40. Lebensjahr, v.a. wenn Gefäßrisikofaktoren vorliegen und bei Patienten, die bereits kardial vorgeschädigt sind, muss zusätzlich ein Belastungs-EKG durchgeführt werden.

2. Die Auswahl der geeigneten Trainingsmethode muss in Hinblick auf die Belastung individuell auf Alter, Geschlecht, Leistungsbereitschaft und Leistungsfähigkeit sowie bisherige Sporterfahrungen des Patienten abgestimmt werden.

3. Die Übungsstunden sollen zwei- bis viermal pro Woche über 30 Minuten andauern und bei moderater Intensität durchgeführt werden. Zur zusätzlichen Steigerung der Ausdauerleistungsfähigkeit muss bei hoher Intensität trainiert werden kann. Zu Beginn eines Sportprogramms ist dies allerdings nicht empfehlenswert (siehe Punkt 5).

4. Patienten sollten mit Herzfrequenz-Messgeräten trainieren, um die Intensität während der körperlichen Aktivitäten überwachen zu können.

5. Um die Compliance zu erhöhen, sollte in der ersten Zeit die Intensität niedrig gehalten werden und auch Pausen erlaubt sein. In den folgenden Wochen sollte die Anzahl der Pausen stufenweise reduziert werden, bis 30 Minuten durchgehend trainiert werden kann.

6. Das Sportprogramm sollte mindestens vier Wochen andauern, um eine Verhaltensänderung der Patienten zu erreichen. Nach etwa 15 Wochen sollte der Patient in der Lage sein, ein eigenständiges Training durchführen zu können, welches durch Nacherfassungen begleitet werden sollte.

(vgl. MEYER & BROOCKS, 2000, 276f)

Im Folgenden wird dargestellt, welche Besonderheiten und Schwierigkeiten bei der Durchführung eines Sportprogramms mit depressiven Patienten auftreten können und bei der Umsetzung zu beachten sind. Zudem wird eine Begründung geliefert, warum depressive Patienten eine besondere Unterstützung zur Aufnahme von Sportprogrammen benötigen.

7.3 Besonderheiten in der Arbeit mit depressiven Patienten

Die größte Schwierigkeit besteht darin, depressive Patienten überhaupt an ein Sportprogramm heranzuführen. Die Erfahrung der Fachärzte, die depressive Patienten behandeln, hat gezeigt, dass es schwierig ist, depressive Menschen zu aktivieren (vgl. BROOCKS, 2005, 920). Für den ersten Schritt zu einer sportlichen Aktivität fehlt den Patienten in der depressiven Phase oft die Kraft und Motivation. Schon unsportlichen gesunden Menschen fällt es in der Regel schwer, den „inneren Schweinehund" zu überwinden und sich sportlich zu betätigen. Es leuchtet ein, dass gerade Depressive eine besondere Unterstützung benötigen (vgl. ERKELENZ, 1996, 277).

Eine Person, die an einer Depression leidet, ist oftmals unmotiviert, müde, kraft-, energie- und teilnahmslos und gibt schnell auf. Depressive haben häufig psychische Hindernisse im kognitiven und motivationalen Bereich. Diese zeigen sich durch viele Vorbehalte, negative Erwartungen und hoffnungslose Einstellungen gegenüber eigenen sportlichen Aktivitäten. Sie fokussieren zumeist auf die Mühen und Anstrengungen der Sportprogramme. Außerdem haben sie eine geringe Frustrationstoleranz bei Misserfolgen (vgl. HAUTZINGER, 1997, 31).

Das in der Regel schwache Selbstbewusstseins, die Hilf- und Hoffnungslosigkeit zusammen mit körperlicher Inaktivität und der Rückzug vor sozialen Kontakten macht es für depressive Patienten sehr schwer, sich neue Gewohnheiten anzueignen und diese aufrecht zu erhalten (vgl. SEIME & VICKERS, 2006, 194). Aus diesem Grund müssen depressive Patienten, selbst wenn sie zu Beginn an einem Sportprogramm interessiert sind, über einen längeren Zeitraum durch entsprechend geschulte Betreuer begleitet und motiviert werden, welche bei auftretenden Schwierigkeiten frühzeitig eingreifen und gegensteuern können. Es ist es wichtig, den Patienten ermutigend beizustehen und ihnen beispielsweise zu erklären, dass Rückschläge und Leistungsschwankungen immer Teil eines Veränderungsprozesses sind und dazu gehören. Außerdem sollten sie die Patienten darauf hinweisen, dass Reaktionen wie Schuldgefühle, Frustration und Selbstkritik ihre Fähigkeit, eine Aktivität aufrechtzuerhalten, reduzieren. Angemessene und alternative Reaktionen für das Auftreten von Rückschlägen, welche durch eine Betreuung, Ermutigung, Unterstützung zur Problembewältigung und Motivationssteigerung durch einen Sportberater erlernt werden, können dabei von Nutzen sein (vgl. ebd., 195). „Depressive benötigen gerade zu Beginn ihrer Krankheit ein hohes Maß an Führung und Betreuung. Dies bedeutet für den Sporttherapeuten, dass er über das durchschnittliche Maß hinaus die Stunden strukturieren muss. Die

Patienten werden nicht mit der gestellten Aufgabe sich selbst überlassen, sondern sollen immer das Gefühl haben, auftauchende Schwierigkeiten gemeinsam mit dem Therapeuten bewältigen zu können." (HUBER, 1988, 175).

SEIME & VICKERS haben in ihrer Arbeit mit depressiven Patienten festgestellt, dass sich diese primär auf die Hindernisse, die einer Aufnahme von Sport entgegenstehen, konzentrieren. Sie fühlen sich überfordert und haben ein geringes Selbstvertrauen bezüglich ihrer eigenen sportlichen Fähigkeit. Üblicherweise nehmen sie eine „Alles-oder-Nichts-Denkweise" bezüglich Sport ein und geben Äußerungen wie „I can´t get myself to the fitness center, so I won´t do anything until I can" (ebd., 195) von sich. Des Weiteren spielen sie ihre erzielten Ergebnisse und Fortschritte herunter: „I only did a 10-minute walk and that is not enough to count" (vgl. ebd.). Das bedeutet, dass ein Sportprogramm durchgeführt werden sollte, welches dem Patienten zusagt und seiner Leistungsfähigkeit angepasst ist, damit er Spaß, Erfolge und Fortschritte erzielen kann. Diese Fortschritte müssen auch regelmäßig überprüft und von den Beratern angesprochen werden, damit die Patienten sie auch als Verbesserung wahrnehmen und nicht herunterspielen.

In einer Pilotstudie führten VICKERS et al. (2003) eine Sportbetreuung für depressive Patienten durch. Dabei wurden die Patienten unterstützt, in ein Fitness-Studio einzutreten. Zunächst wurde der Kontakt zwischen dem Patienten und dem Fitness-Studio hergestellt. Die Berater vereinbarten einen Termin im Fitness-Studio, beantworteten allgemeine Fragen und Befürchtungen der Patienten und standen den Patienten beruhigend und ermutigend bei. Des Weiteren wurde für jeden Patienten ein individuelles Sportprogramm aufgestellt. Die Hälfte der Patienten erhielt über den gesamten Studienzeitraum eine Sportberatung. Diese beinhaltete eine Rückfallprävention (im hier verwendeten Sinne in Bezug auf einen Rückfall in die Inaktivität), das Setzen von konkreten und erreichbaren Zielen sowie das Erstellen eines Sport-Aktivitätsplans. Des Weiteren wurden mit Hilfe des Beraters negative Gedanken, welche die weitere Teilnahme und Motivation gefährden könnten, identifiziert und diesen entgegengesteuert. Außerdem wurden die Patienten geschult, wie Sport als Stimmungsmanagement genutzt werden kann.

Die Patienten berichteten, dass sie sich alleine nicht zugetraut hätten in ein Fitness-Studio einzutreten und dass die Unterstützung und die Herstellung des Kontaktes für sie wichtig waren, um mit dem Sport anzufangen. „Many reported that they were intimidated by the thought of the fitness centre, and the upfront support in connecting them to this resource (i.e., setting up the appointment, answering questions, offering reassurance and encouragement) was critical to their initiation of exercise" (vgl. SEIME & VICKERS, 2006, 195).

Außerdem würden die Patienten gerne weiterhin eine persönliche Betreuung in Anspruch nehmen. Insgesamt kommen die Autoren zu dem Ergebnis, dass klinisch depressive Patienten mehr benötigen als einen gut gemeinten Rat, sich mehr zu bewegen und Anleitungen, wie die körperliche Aktivität gesteigert werden kann. Den Patienten sollte vielmehr eine Person zur Seite gestellt werden, die ihnen hilft und beisteht, ein Sportprogramm aufzunehmen, aber auch, um es beizubehalten (vgl. ebd.).

Die Aufnahme regelmäßiger sportlicher Aktivitäten stellt einen Verhaltensänderungsprozess dar, der insbesondere für psychisch Erkrankte langwierig und schwierig sein kann. Grundsätzlich setzen Verhaltensänderungen eine Motivation auf Seiten der Zielperson voraus. Daher scheint es von wesentlicher Bedeutung, dass die Patienten eine individuelle und intensive Betreuung erhalten, um an langfristiges und eigenverantwortliches Sporttreiben herangeführt zu werden. Diese Erkenntnis macht es notwendig, in der ambulanten Behandlung depressiver Patienten verstärkt Sportberater einzusetzen. „This method of baseline instruction and continued staff contact has been shown to be effective in promoting long-term adherence" (TRIVEDI et al., 2006, 296).

Selbst für körperlich gesunde und emotional ausgeglichene Menschen kann es bereits schwer sein, ein Sportprogramm aufrecht zu erhalten. Bisherige Studien (YEUNG, 1996; DISHMAN, 1997) weisen darauf hin, dass weniger als die Hälfte derer, die mit einem strukturierten Sportprogramm angefangen haben, es noch nach sechs Monaten beibehalten. Untersuchungen mit depressiven Menschen haben gezeigt, dass sie eine vergleichbare Aussteigerquote aufweisen. Das bedeutet, dass sich depressive Menschen in dieser Hinsicht nicht von gesunden Menschen unterscheiden. „It is interesting to note that while depression may be an additional risk factor for exercise noncompliance, reported drop-out rates among depressed patients are not too different from those in general population" (CRAFT & PERNA, 2004, 109; siehe dazu MARTINSEN et al., 1985; SING et al., 1997; DOYNE et al., 1987; MARTINSEN et al., 1989; BLUMENTHAL et al., 1999). Auch PALUSKA & SCHWENK (2000) kommen in ihrer Meta-Analyse zu dem Schluss: „Physical activity adherence rates among depresses individuals are similar to other healthy populations" (vgl. ebd., 177).

Außerdem konnte festgestellt werden, dass im Vergleich zur pharmakologischen Therapie am Ende einer Interventionsmaßnahme die Anzahl der vorzeitigen Abbrecher in sporttherapeutischen Maßnahmen geringer ausfällt. Das heißt, wenn depressive Patienten an einem Sportprogramm teilnehmen, halten dies mehr Patienten während des vereinbarten Zeitrahmens durch als Patienten, die eine medikamentöse Therapie erhalten (vgl. HALLIWELL

& RICHARDSON, 2005, 5). Das bedeutet, dass es durchaus Sinn macht, depressiven Menschen die Teilnahme an einem Sportprogramm zu ermöglichen. Die bisherigen Forschungsergebnisse haben gezeigt, dass Sport von den depressiven Patienten akzeptiert und häufig als eine der Maßnahmen angesehen wird, die ihnen am meisten geholfen hat (vgl. MARTINSEN, 1994, 26).

Auf Grund der Befunde für depressive Patienten sollte es ihnen zunächst überhaupt ermöglicht werden, ein gesundheitsförderliches Bewegungsangebot in Anspruch zu nehmen, auch wenn eine tatsächliche therapeutische Wirksamkeit empirisch noch nicht nachgewiesen werden konnte. Es sollten vermehrt Angebote in der haus- und fachärztlichen sowie psychologischen ambulanten Praxis implementiert werden. Aus den oben genannten Gründen benötigen depressive Patienten eine persönliche Unterstützung, um ein Sportprogramm aufzunehmen und in ihren Alltag zu integrieren. Außerdem sollten die unterschiedlichen Bedürfnisse und Ausgangslagen des einzelnen Patienten berücksichtigt werden. Sport muss in erster Linie Spaß machen und angenehme Erfahrungen ermöglichen, damit er regelmäßig durchgeführt wird. Die bisherigen Befunde, dass sowohl aerobe als auch anaerobe Sportarten eine Verbesserung der depressiven Symptomatik erzielen können, ermöglicht eine flexible und individuelle Gestaltung körperlicher Aktivität. Daher sollten weniger „onesize-fits-all" Sportprogramme, wie Laufgruppen für depressive Patienten, sondern vielmehr individuelle Sportempfehlungen gegeben werden (vgl. SEIME & VICKERS, 2006, 195). Das setzt zum Einen ein breites Angebot, zum Anderen eine individuelle Beratung voraus. Im Folgenden wird dargestellt, welche Sportmaßnahmen in stationärer und in ambulanter Behandlung depressiver Patienten bereits angeboten werden.

7.4 Bewegungs- und Sporttherapie in der stationären Behandlung depressiver Patienten

Nach den Richtlinien des Deutschen Sportärztebundes, die sich schwerpunktmäßig auf den Einsatz der Bewegungs- und Sporttherapie in Kliniken und Rehabilitationseinrichtungen beziehen, zählen sportbezogene Bewegungsprogramme zu den Begleitmaßnahmen, die in einen individuellen Gesamtbehandlungsplan integriert werden können. Die Bewegungs- und Sporttherapie verfolgt somit das für den einzelnen Patienten angestrebte Behandlungsziel. Als Ziele der Sportprogramme gelten dabei der Aufbau und die Entwicklung des Körperbewusstseins, die Verbesserung der Alltagsmotorik, der körperlichen Belastbarkeit, der Wahrnehmungs-, Konzentrations- und Koordinations-fähigkeit sowie die Vermittlung und das Training sozialer Fertigkeiten durch Kontakt- und Kooperationsaufgaben. Die Grundüberlegung basiert in diesem Zusammenhang auf der Übertragung von strukturierten psychotherapeutischen Behandlungsverfahren auf sportbezogene Programme. Das bedeutet, dass die für den einzelnen Patienten festgelegten Ziele, wie beispielsweise innerhalb der Kognitiven Verhaltenstherapie oder der Interpersonellen Psychotherapie, auch in den sport- und bewegungstherapeutischen Kontext übertragen werden und diese individuellen Ziele begleiten sollen. Demnach ist das „psychotherapeutisch motivierte Sporttreiben [...] dann Teil eines integrierten Gesamtbehandlungsplanes. In dieser Verbindung erfährt es seine spezifische Wirksamkeit" (GLATTHAAR et al., 1999, 110). Es handelt sich dabei um eine konkrete therapeutische Maßnahme mit bestimmten Zielsetzungen, die zumeist in Gruppenprogrammen bearbeitet werden.

Neben diesen Richtlinien liegen auch differenzierte Therapiekonzepte vor, welche sich an relevanten Aspekten der Ätiologie anlehnen. Dazu zählen beispielsweise das sportpädagogisch-therapeutische Konzept von HUBER (1988), das Bochumer Sporttherapieprogramm nach SCHMEDT (1993) sowie das Berliner Sporttherapieprogramm von ERKELENZ & GOLZ (1998). Diese Konzepte berücksichtigten verschiedene Modelle der Depressionsentstehung, an Hand derer spezifische Therapieziele abgeleitet wurden. Die Ziele des Sportkonzepts nach HUBER (1988) beinhalten beispielsweise eine Erhöhung des Aktivitätsniveaus, die Förderung sozialer Kompetenzen sowie die Veränderung depressiver Einstellungen und Verhaltensweisen (vgl. STAMMER & WERLE, 1996, 389). Diese Modelle sind zielgruppenspezifisch gestaltet. Es handelt sich um konkrete Interventionsansätze, die als Begleitmaßnahmen im stationären Bereich berücksichtigt werden. Solche Konzepte gehen nicht auf die sportlichen Interessen des Einzelnen ein. Vielmehr werden konkrete therapeutische Situationen geschaffen, um, wie in dem Programm von SCHMEDT (1993), beispielsweise soziale Fertigkeiten zu schulen. In diesen Konzepten geht es somit in erster Linie nicht um eine Veränderung des Gesundheitsverhaltens, sondern um konkrete Interventionsmaßnahmen, in denen therapeutische Situationen geschaffen werden, um depressive Zustände zu behandeln. Im stationären Bereich sind derartige Programme leichter umzusetzen als im ambulanten Bereich. In der stationären Behandlung befindet sich eine größere Gruppe an Patienten mit dem gleichen Krankheitsbild zur gleichen Zeit in der gleichen Umgebung. Dadurch ist es wesentlich einfacher, ein zielgruppenspezifisches Sportangebot zu ermöglichen. Des Weiteren befindet man sich als Patient einer psychiatrischen oder psychosomatischen Klinik in einer Therapiesituation, die auch einen schützenden Rahmen darstellt, da in einer Klinik nur Patienten sowie das Klinikpersonal anzutreffen sind. In diesem Umfeld fällt es dem Patienten leichter, ohne Scheu und Angst vor Stigmatisierung an einem Sportprogramm teilzunehmen. Außerdem sind sie über einen längeren Zeitraum, frei von anderen Verpflichtungen. Der gesamte Tagesablauf ist strukturiert und dient ausschließlich dazu, durch verschiedene Therapiemaßnahmen die Krankheit zu behandeln.

In der stationären Behandlung ist ein breites Sportangebot für eine spezielle Patientengruppe sowie eine persönliche Betreuung und Beratung mit verhältnismäßig geringem Aufwand umzusetzen. In einer psychiatrischen Klinik steht ein Behandlungsteam zur Verfügung, welches aus Fachärzten und Psychotherapeuten besteht, und im Bereich der Sportangebote durch Fachkräfte wie Physiotherapeuten, Gymnastiklehrer und Sporttherapeuten ergänzt wird (vgl. LÄNGLE, 2004, 794). Das Fachpersonal ist somit ohnehin vorhanden und die Patienten können entsprechend betreut werden.

7.5 Sport in der ambulanten Behandlung depressiver Patienten

In der ambulanten Behandlung depressiver Patienten ist die Durchführung einer Sporttherapie erst ansatzweise in einigen Modellgruppen erfolgt. Sportprogramme, die sich konkret an depressive Patienten in der ambulanten Primärversorgung wenden, sind bisher noch nicht ausreichend umgesetzt worden bzw. existieren für diese Zielgruppe nicht. Eine Modellgruppe ist beispielsweise das von ERKELENZ & GOLZ (1998) entwickelte ambulante Berliner Sporttherapieprogramm. Hierbei handelt es sich schwerpunktmäßig um ein Lauftraining, bei dem die Teilnehmer schrittweise ihre körperliche Fitness steigern. Das therapeutische Ziel ist, eine Veränderung der negativen Befindlichkeit der depressiven Teilnehmer sowie eine Veränderung ihrer Hilflosigkeitserwartung in Bezug auf aversive Stimmungszustände zu erreichen (vgl. ebd., 1998, 111). Depressive Patienten, die einem Sportprogramm zwar grundsätzlich aufgeschlossen wären (bspw. einem Krafttraining), allerdings kein Interesse am Laufen haben, werden durch ein derartiges Programm jedoch nicht erreicht.

Nennenswert, allerdings für die Zielgruppe der psychiatrieerfahrenen Patienten, ist zu dem das integrative Tübinger Rehabilitationssport-Modell von HORNBERGER & LÄNGLE (2002). In diesem stehen den Erkrankten in Zusammenarbeit mit einem Sportverein verschiedene Sportarten wie Walking-, Jogging-, Gymnastik- und Krafttrainingsgruppen als auch Sportspiele (Hockey, Volleyball, Handball u.ä.) und Rudern als Angebote zur Verfügung. Aufgrund der notwendigen begleitenden Motivations- und Koordinationsarbeit der Erkrankten als auch die zumeist geringen Gruppengrößen kann nach Ablauf des Modellgruppenprojekts allerdings derzeit kein kostendeckendes ambulantes Sportprogramm durchgeführt werden. Es handelt sich somit um ein finanzielles und organisatorisches Problem (vgl. LÄNGLE, 2004, 795).

In der ambulanten Behandlung steht das Anbieten ein breites Sportangebot sowie eine persönliche Betreuung vor einem deutlich größeren Problem als in der stationären Behandlung. Das ambulante Behandlungsprinzip basiert auf einer Einzel-therapiemaßnahme. Entweder wird der Patient von seinem Haus- oder Facharzt in dessen Sprechstunde behandelt, oder aber von einem niedergelassenen Psychotherapeuten. Das macht es insgesamt schwieriger, Gruppenprogramme anzubieten, da ein größerer organisatorischer Aufwand betrieben werden muss, um eine ausreichende Teilnehmerzahl zu erreichen. Das bedeutet, dass auf Grund der Koordinations- als auch der notwendigen begleitenden Motivationsarbeit der Erkrankten, Gruppenprogramme ein Problem in der ambulanten Primärbehandlung depressiver Patienten darstellen.

Die Sportprogramme sollten dazu führen, dass der Depressive langfristig und lebenslang sportliche Aktivitäten in seinen Alltag integriert. Ausgehend von dieser Zielsetzung ist es sinnvoll, dem Patienten nicht isoliert in therapeutischen Situationen mit Leidensgenossen körperliche Aktivität nahe zu bringen. Es sollte vielmehr ein Sportprogramm angeboten werden, dass von vornherein auf eine gesundheitsförderliche körperliche Aktivität in ihrem alltäglichen Umfeld ausgerichtet ist.

Um das organisatorische Problem sowie die Schwierigkeit der Betreuung depressiver Patienten zu beheben, wäre es von Vorteil, wenn die Patienten direkt bei ihrem behandelnden Arzt oder Therapeuten eine individuelle Sportbetreuung erhalten könnten. Viele Ärzte und Therapeuten verfügen jedoch nicht über genügend zeitliche Ressourcen und nicht ausreichend sportspezifischen Fachwissen und Kompetenzen, um eine adäquate Sportberatung durchführen zu können. Das Fachwissen könnten sie sich durch entsprechende Weiterbildungsmaßnahmen, wie dies beispielsweise von der Deutschen Psychologen Akademie (vgl. DPA, 2007) oder der Deutschen Gesellschaft für Verhaltenstherapie e.V. (vgl. BARTMANN, 2006) angeboten wird, aneignen. Dennoch verfügen sie zum Einen nicht über genügend zeitliche Ressourcen, um sich in diesem Bereich weiterbilden zu lassen. Zum Anderen fehlt es in der Praxis auch an der Zeit, um eine professionelle Sportberatung zusätzlich in den Arbeitsalltag und die Behandlung des Patienten zu integrieren.

Sie müssten somit von der Beratungs- und Betreuungsaufgabe entlastet werden, was nur möglich ist, wenn sie diese Aufgabe an ein entsprechend qualifiziertes Fachpersonal delegieren können. Diese Unterstützung könnte durch kompetente Sportberater erreicht werden, die sich entsprechend weitergebildet haben (vgl. PADLINA et al., 2002, 2). Auch DALEY (2002) hebt hervor: "It is important that exercise therapy should be offered to appropriate patients by psychologists and psychiatrists, and thereafter accredited health professionals who have the experience and expertise to deliver and prescribe exercise in the appropriate way" (vgl. ebd., 269).

Eine wichtige Voraussetzung für eine Integration sporttherapeutischer Maßnahmen in das Gesamtbehandlungskonzept ist, dass der behandelnde Facharzt oder Psychologe diesen offen gegenübersteht und seinen Patienten empfiehlt. Häufig haben Fachärzte und Therapeuten jedoch selbst Vorbehalte gegenüber Sport und Training (vgl. DICKHUTH & LÖLLGEN, 1996, 1192). Der behandelnde Arzt ist für den Patienten eine Vertrauensperson (vgl. TITZE & MARTI, 1997, 935). Daher kommt ihm eine wichtige Vermittlungsfunktion zu. Es muss somit eine enge Zusammenarbeit zwischen Hausärzten, Psychologen, Psychiatern und den Sportberatern geben, die nur gewährleistet ist, wenn der behandelnde Arzt auch an die Wirksamkeit und den Nutzen sportlicher Interventionen glaubt und diese entsprechend an seinen Patienten vermittelt.

Im ambulanten Bereich, insbesondere wenn eine Zusammenarbeit mit den vorhandenen Angeboten wie Fitness-Studios oder auch Sportvereinen erreicht werden soll, sollte des Weiteren darauf geachtet werden, dass sich depressive Patienten nicht als eine „Sondergruppe", sondern als ein Teil der Organisation verstehen. Es ist zu vermuten, dass Sportgruppen depressiver Menschen im ambulanten Bereich eher seltener gebildet werden, da sich die Patienten nicht als depressiv zu erkennen geben möchten. Es sollte vielmehr der Versuch einer Integration in die bestehenden Sport- und Freizeitangebote erfolgen, um den Rückzug und die Isolation depressiver Menschen zu verhindern.

Für die dargestellten Probleme können in Anlehnung an das ambulante Sportprogramm in England Lösungsansätze entwickelt werden. Im Folgenden wird dazu das „exercise referral scheme" aus England vorgestellt.

8 Sport in der ambulanten Behandlung am Beispiel England

Umgesetzt wird eine ambulante Sportberatung für depressive Patienten beispielsweise in England. Im Gegensatz zu den Deutschen Leitlinien in der Behandlung von Depressionen (vgl. HÖFFLER et. al., 2006), wird in den Leitlinien des englischen „National Collaborating Centre for Mental Health" explizit auf die Effekte von sportlicher Aktivität bei depressiven Patienten eingegangen. Diese Organisation kommt in ihrem Review zu dem Ergebnis, dass Sportprogramme insbesondere bei leichten und mittelschweren Depressionen effektive Interventionen darstellen können: „For patients with depression, in particular those with mild or moderate depressive disorder, structured and supervised exercise can be an effective intervention that has a clinically significant impact on depressive symptoms. Patients of all ages should be advised of the benefits of following a structured and supervised exercise program of typically up to three sessions per week of moderate duration (45 minutes to one hour) for between 10 and 12 weeks" (BURBECK et al., 2004, 105). Auf Grund der Befunde zählen sporttherapeutische Maßnahmen in England bereits zu den anerkannten Interventionsmaßnahmen in der Primär- und Sekundärversorgung depressiver Patienten. Die „Mental Health Foundation" ist davon überzeugt, dass Sportprogramme eine Alternative in der Behandlung depressiver Erkrankungen darstellen können: „Research shows that a supervised programme of exercise can be as effective as antidepressants in treating mild or moderate depression. In view of this, there are strong reasons for promoting exercise therapy as a first-line treatment. Exercise has far negative side effects, and indeed it has a number of coincidental benefits; it can be used to treat patients who have a mix of physical and mental health problems; it is a sustainable recovery choice; it promotes social inclusion; and it is a popular treatment" (HALLIWELL & RICHARDON, 2004, 5). Der Chief Medical Officer bestärkt dies mit seinem Statement: „Physical activity is effective in the treatment of clinical depression and can be as successful as psychotherapy or medication, particularly in the long term" (ebd.).

Das englische Gesundheitssystem hat im Vergleich zum deutschen jedoch den Vorteil, dass bereits eine enge Zusammenarbeit zwischen der Primärversorgung und den ortsansässigen Sportanbietern wie „leisure-centres", „health clubs", „community facilities" oder einem „Healthy Living Centre" vorhanden ist, in denen viele verschiedene Sportangebote und entsprechend ausgebildete Trainer für die gezielte Gesundheitsförderung zur Verfügung stehen (vgl. CRAIG et al., 2001, 12). In der Regel können alle Patienten, die von Bewegungsprogrammen profitieren, vom Hausarzt dorthin überwiesen werden. Dazu zählen beispielsweise Patienten mit Herzerkrankungen, Osteoporose, Übergewicht, Diabetes, Hypertonie, Depressionen als auch Panikstörungen (vgl. HALLIWELL & RICHARDSON, 2005, 34). Im Folgenden wird der Ablauf eines „exercise referral schemes" näher erläutert.

Ein „exercise referral scheme" bietet kranken Menschen die Möglichkeit, an einem Sportprogramm teilzunehmen, das von einem „qualified exercise professional" (für diese Patientengruppe ausgebildete Trainer) betreut und überwacht wird. Es handelt sich dabei um ein personenzentriertes Interventionsprogramm. Es ist konzipiert für Personen, die eine Unterstützung und Betreuung benötigen: „Referrals for exercise are appropriate if the following is true: The person is likely to need help with motivation, programming, supervision, monitoring, and/or the choice of duration, frequency, intensitiy and type of physical activity, directed at specific health outcomes" (CRAIG et al., 2001, 12). Betrachtet man die Besonderheiten in der Arbeit mit depressiven Patienten, wird deutlich, dass diese Patientengruppe dazu zählt. Das Ziel dieses Angebots ist, der Person durch eine individuelle Betreuung und Unterstützung die Aufnahme eines Sportprogramms zu ermöglichen und sie auf lange Sicht zu einem selbstständigen, aktiven Lebensstil zu befähigen (vgl. ebd., 20.). Die „exercise referral schemes" werden über eine Zusammenarbeit zwischen der Primärversorgung und dem „local leisure service" ermöglicht. Dadurch können die Patienten entweder kostenfrei oder zu einem erniedrigten Beitrag an diesem Programm teilnehmen.

Um an einem solchen Programm teilnehmen zu können, muss der Hausarzt zunächst die Sporttauglichkeit des Patienten feststellen, um sicher zu gehen, dass er keine gesundheitlichen Schäden durch eine Steigerung der körperlichen Aktivität erleidet. In Absprache mit dem Patienten stellt er dann eine Überweisung zum Sport aus. Eine Grundvoraussetzung ist, dass der Patient sich einverstanden erklärt, an einem Sportprogramm teilzunehmen. Es wird ein Formular ausgefüllt, in dem die Patienteneckdaten (Grund der Überweisung, Krankheitsgeschichte und Kontaktdaten) eingetragen und an den „scheme's organiser" (Programm-Manager) des lokalen Freizeitcenters geschickt werden. Dieser nimmt Kontakt zum Patienten auf und vereinbart mit ihm einen ersten Termin mit einem „qualified exercise professional". Der „qualified exercise professional" ist ein hoch qualifizierter Trainer, der über sportspezifische Fachkenntnisse, Kenntnisse über spezifische Krankheitsbilder, in diesem Fall über Depressionen, sowie Beratungskompetenzen und Kenntnisse über Interventionsstrategien zur Motivationssteigerung, verfügt. Dazu hat er ein mehrstufiges Ausbildungsprogramm durchlaufen (vgl. CRAIG et al., 2001, 69).

Das erste Treffen dauert in etwa eine Stunde und beinhaltet eine Erhebung des physischen und psychischen Gesundheitszustandes des Patienten. Insbesondere wird auf die Motivationslage des Patienten eingegangen und es werden entsprechende Strategien entwickelt, um ihn bei der Verhaltensänderung zu unterstützen (vgl. CRAIG et al., 2001, 20). Danach werden die individuellen Bedürfnisse und Anforderungen besprochen. Anschließend wird mit dem Patienten ein Sportprogramm ausgearbeitet, welches konstitutions-, alters- und interessensgerecht ist. Das Programm wird abgestimmt auf die Leistungsfähigkeit, die (eventuelle) Einnahme von Medikamenten sowie auf die Motivation und die Erwartungen des Patienten. Beispielsweise kann auch das Thema Gewichtsreduktion für einen depressiven Patienten von Interesse sein.

Die Sportangebote in den jeweiligen „leisure centres" sind breit gefächert. Die Patienten können zwischen verschiedenen Kursprogrammen wie Aqua-Jogging, Bauchtanz, Yoga, Bogenschießen, Judo oder aber Krafttraining an Geräten, Cardiotraining, Mannschaftssportarten u.v.m., auswählen (siehe dazu beispielsweise die Angebote in Bristol, http://www.bristol.gov.uk/ccm/content/Leisure-Culture/Sports-Clubs-and-Centres/bristol-physical-activity-referral-scheme.en). Das bedeutet, dass von Individual- bis zu Mannschaftssportarten, Freiluft- oder Hallensport, von aeroben bis hin zu anaeroben Sportangeboten alles angeboten wird. Maßgeblich für die Auswahl ist, wie bereits dargestellt, die individuelle Situation und Fähigkeit sowie die Interessenlage des Patienten (vgl. HALLIWELL & RICHARDSON, 2005, 34).

Das Sportprogramm wird in Form eines Vertrags festgelegt und der Patient verpflichtet sich, dass er das Programm zwölf Wochen lang durchführt und sich bei seinem „qualified exercise professional" abmeldet, wenn er nicht in der Lage ist, an einem Kurs teilzunehmen. Ein derartiger Vertrag erhöht das Verpflichtungsgefühl des Patienten (vgl. BRISTOL CITY COUNCIL, 2006, 10).

Nach der schriftlichen Festlegung des Sportprogramms bekommt der Patient freien Eintritt in das „leisure-centre". In der ersten Sportstunde wird der Patient von seinem „qualified exercise professional" begleitet und erhält eine Einweisung in sein Programm. Während der gesamten Programmlaufzeit (drei bis sechs Monate) können sich die Patienten bei Fragen an ihren „qualified exercise professional" wenden, sei es, um das Programm zu wechseln, um Fragen zum Gebrauch von Sportgeräten zu klären oder um Motivationsprobleme zu beheben. Bleibt der Patient seinem Training zwei Wochen unentschuldigt fern, so nimmt der „qualified exercise professional" telefonisch Kontakt mit ihm auf, um zu klären, warum er nicht teilgenommen habe und ihn zu motivieren und zu unterstützen, damit er wieder an das Sportprogramm wieder aufnimmt (vgl. CRAIG et al., 2001, 23).

„This support appears to be vital to the success of the schemes – in can be difficult to maintain motivation to exercise even among healthy populations - and the care and attention of the exercise professional is frequently cited by clients as a crucial factor in helping them to stay with the programme. The social element of the schemes (often bringing together different sets of people who nevertheless share a common goal) is also frequently mentioned by clients as a motivation factor, and, for those people with depression, as an aid to recovery" (HALLIWELL & RICHARDSON, 2005, 34).

Des Weiteren wird in einem Programm, das über drei Monate läuft, nach sechs sowie nach zwölf Wochen ein „Follow-Up Assessment" durchgeführt. Diese beinhalten zum Einen die Erfassung der Gesundheitsparameter Blutdruck, Gewicht, BMI, Körperfettmasse, Taillenumfang sowie Ruhepuls und zum Anderen eine Bewertung und Befragung über das psychische Wohlbefinden (vgl. Bristol Physical Activity Referral Scheme Quality Standards, 2006, 12). Der „qualified exercise professional" steht außerdem in engem Kontakt zu dem Hausarzt des Patienten und ist verpflichtet, Zwischenberichte zu liefern, die über Fortschritte aber auch auftretende Schwierigkeiten informieren, damit der Hausarzt ggf. eingreifen kann (vgl. CRAIG et al., 2001, 68).

Das beschriebene Modell, welches seit den 1980er Jahren in England praktiziert wird und seit den letzten Jahren auch vermehrt für psychisch kranke Menschen in der Primärversorgung angewendet wird, scheint eine gute Möglichkeit, depressiven Patienten in der ambulanten Behandlung die Teilnahme an einem gesundheitsförderlichen Sportprogramm zu bieten. In diesem Programm werden zum Einen die Besonderheiten des erhöhten Betreuungs- und Beratungsaufwands depressiver Patienten berücksichtigt, und zum Anderen individuelle Empfehlungen und Angebote ermöglicht. So können die Wünsche und Bedürfnisse der Patienten besser berücksichtigt und deren Spaß und Motivation erhöht werden, ein Sportprogramm langfristig durchzuführen.

In Deutschland ist es im Rahmen der Primärversorgung noch nicht möglich, auf Verordnung des Arztes eine sportlich orientierte Bewegungsbehandlung zu erhalten (vgl. HUBER & PFEIFER, 2006, 463). Die Frage der Kostenübernahme könnte am einfachsten geklärt werden, wenn bewegungsbezogene Maßnahmen vom Gesetzgeber als Heilmittel anerkannt würden. Solange das nicht erfolgt, könnte eine Kooperation zwischen den Krankenkassen und den privatwirtschaftlichen Fitnesseinrichtung und Vereinen erfolgen, um die finanzielle Abgeltung zu klären und für die Patienten zumindest einen kostengünstigen Beitrag oder eine Beitragserstattung zu ermöglichen. Im Bereich der Prävention besteht bereits eine solche Zusammenarbeit. Um Programme nach dem englischen Modell in Deutschland einsetzen zu können, müssen die therapeutischen Langzeitwirkungen von den Krankenkassen anerkannt werden. Um diese Langzeitwirkungen wissenschaftlich belegen zu können, müssen noch weitere empirische Studien durchgeführt werden.

Außerdem fehlt es in Deutschland für die Tätigkeit eines Sportberaters noch an einem einheitlichen Ausbildungs- oder Weiterbildungskonzept, wie es in England vorliegt. Personen in Deutschland, die Sportprogramme mit depressiven Patienten durchführen, haben viele unterschiedliche Ausbildungswege durchlaufen. Es können Physiotherapeuten, Krankengymnasten, Sport- und Bewegungstherapeuten, Sportärzte, Psychologen sowie interessierte Übungsleiter in Sportvereinen sein. Es müssen entsprechende Zusatzqualifikationen entwickelt und einheitlich als Qualitätsstandards festgelegt werden (vgl. LÄNGLE, 2004, 795).

Bei der Ausbildung von Sportberatern sollte eine Professionalisierung und einheitliche geregelte Ausbildung angestrebt werden. Es stellt sich auch die Frage, wer diese Aufgabe übernehmen sollte und ob eine klassische Berufsausbildung mit Zusatzqualifikation oder eine akademische Ausbildung notwendig ist.

Auch bei den Nutzern und Dienstleistern von Sportangeboten, wie Fitness-Centern und Vereinen, muss Aufklärungsarbeit verrichtet werden. Dadurch können Berührungsängste mit psychisch kranken Menschen verringert, die Akzeptanz von sport- und bewegungsbezogenen Angeboten erreicht und eine Integration ohne Stigmatisierung ermöglicht werden.

Des Weiteren müssen die behandelnden Ärzte verstärkt über die positiven Auswirkungen und den Nutzen von sportlichen Aktivitäten für depressive Patienten aufgeklärt werden, damit sie mit Sportberatern zusammenarbeiten.

9 Schlussbetrachtung

Angesichts der gering ausgeprägten körperlichen Leistungsfähigkeit und der allgemeinen Inaktivität depressiver Patienten – sei es nun die Ursache oder aber die Folge der Erkrankung – sollten sich künftige Forschungsarbeiten darauf konzentrieren, herauszufinden mit welchen Maßnahmen diese Patientengruppe insbesondere in der ambulanten Behandlung zu vermehrter gesundheitsförderlicher Aktivität bewegt werden kann. Es sollten Angebote und Interventionsstrategien entwickelt werden, durch die depressive Patienten in der Primärversorgung Erfahrungen in und mit Sportprogrammen sammeln können. Interventionen dieser Art sollten für die Individuen langfristig in eine Freizeitaktivität münden, die regelmäßig und mit Freude betrieben wird und sowohl dem physischen als auch psychischen Wohlbefinden dient. Depressiven Patienten sollte eine Möglichkeit eröffnet werden, dass sie an einem gesundheitsorientierten Programm teilnehmen können, bei dem sie eine entsprechende Betreuung und Unterstützung erhalten, damit sie eine Sportgewohnheit entwickeln und auch langfristig körperlich aktiv bleiben.

Auch wenn noch mehr Fragen unbeantwortet als tatsächlich empirisch geklärt sind – beispielsweise in Bezug auf die Wirkmechanismen oder den Dosiswirkungszusammenhang zwischen der Ausprägung der Depressivität und der sportlichen Aktivität –, so wird grundsätzlich von einer Bedeutsamkeit und einem positiven Nutzen sportlicher Aktivität für die Behandlung depressiver Patienten ausgegangen. Es wird immer schwierig sein, inaktive Menschen zu einem aktiveren Lebensstil zu führen. Bei depressiven Menschen stellt das Motivationsproblem eine noch deutlich höhere Hürde bei der Förderung der sportlichen Aktivität dar. Umso wichtiger ist es, dass die Forschung in diesem Bereich Fortschritte erzielt und immer mehr Determinanten herausfiltert, die den Weg zu einem sportlichen Lebensstil beeinflussen und unterstützen können. Jeder kleine Fortschritt von Personen – und dies gilt umso mehr bei depressiven Menschen –, die regelmäßig Sport treiben und dadurch ihr Wohlbefinden steigern, ist als ein Gewinn anzusehen. Allein aus diesem Grund sollten vermehrt Möglichkeiten in der ambulanten Behandlung depressiver Patienten, zum Beispiel nach dem Vorbild der individuellen Sportberatung in England, geschaffen werden. Simple Aufforderungen und Empfehlungen an Depressive zu mehr Bewegung werden unfruchtbar bleiben. Die Erfahrungen von Fachärzten und Therapeuten haben gezeigt, dass es zwar äußerst schwierig, aber möglich ist, Depressive zu aktivieren. Es müssen gezielte Strategien und Interventionsansätze zur Anwendung kommen. Empfehlungen zum Sport können nicht zwischen „Tür und Angel" geschehen. Außerdem besitzen Fachärzte und Psychologen nicht die Qualifikation, um angemessene und individuelle Empfehlungen zur sportlichen Aktivität geben zu können. Sie verfügen durch ihre Fachausbildung. nicht über das notwendige sportspezifische Expertenwissen, was als eine notwendige Voraussetzung gesehen werden muss, um ein individuelles Sportprogramm zu entwickeln. Eine Pauschalempfehlung kann nicht das Ziel erreichen, depressiven Patienten körperlich-sportliche Aktivität näher zu bringen. Inwieweit jedoch eine Kostenübernahme der aufwändigen Sportberatung in Deutschland durch das Gesundheitssystem erfolgen kann, muss geklärt werden. Auch ist die Wirksamkeit eines Konzeptes, wie es in England durchgeführt wird, noch weiter empirisch zu belegen.

Unbestritten ist, dass körperliche Aktivität zahlreiche positive physische und psychische Wirkungen erzielt. Im klinischen Alltag gehören Sport und Bewegung bereits zu den akzeptierten, flankierenden Maßnahmen in der Therapie depressiver Erkrankungen. In der ambulanten Praxis werden die Erkenntnisse zur positiven Wirkung von Sport nicht ausreichend berücksichtigt. Es gibt keine sport- und bewegungsbezogene Angebote im ambulanten Bereich in der Behandlung leicht bis mittelschwer depressiver Patienten. Sportliche Aktivitäten könnten der Entwicklung einer schweren depressiven Störung und einer Chronifizierung entgegenwirken und dadurch kostenintensive Klinikaufenthalte verhindern.

Dies sollte in weiteren Studien empirisch nachgewiesen werden.

Bisher bleiben viele als depressiv diagnostizierte Patienten unzulänglich behandelt. Sport- und bewegungsbezogene Angebote könnten einen weiteren Baustein in der Behandlung depressiver Patienten in der ambulanten Behandlung darstellen, um einem multifaktoriellen Krankheitsbild auch eine multifaktorielle Behandlung entgegenzusetzen.

10 Literaturverzeichnis

ÄRZTE WOCHE (2002): Depression: Verordnen Sie Bewegung! Körperlich-sportliche Aktivität hat einen positiven Einfluss auf die psychische Gesundheit, 16 Jg. (16) http://www.aerztewoche.at/viewArticleDetails.do?articleId=406 (Zugriff am 07. Mai 2007)

ALLMER, H. (2006): Psychische Probleme. In: BÖS, K. & BREHM, W. (Hrsg.): Handbuch Gesundheitssport. Schorndorf: Hoffmann. 416-426.

ANDREWS, G./ SANDERSON, K. & HUDSON, R. (2006): Interventionspotenziale. Die Krankheitslast der Depression verringern. In: STOPPE, G./ BRAMESFELD, A. & SCHWARTZ, F.-W. (HRSG.): Volkskrankheit Depression? Berlin: Springer. 359-370.

BABYAK, M./ BLUMENTHAL, J.A./ HERMAN, S./ KHATRI, P./ DORAISWAMY, M./ MOORE, K.A./ CRAIGHEAD, W.E./ BALDEWICZ, T.T. & KRISHNAN, K.R. (2000): Exercise Treatment for Major Depression: Maintenance of Therapeutic Benefit at 10 Months. In: *Psychosomatic Medicine*, 62, 663-638.

BAHRKE, M.S. & MORGAN, W.P. (1978): Anxiety Reduction Following Exercise and Meditation. In: *Cognitive Therapy and Research*, 2 (4), 323-333.

BANDURA, A. (1977): Self-efficacy: toward a unifying theory of behavioral change. In: *Psychological Review*, 84 (2), 191-215.

BARTHOLOMEW, J.B./MORRISON, D. & CICCOLO, J.T. (2005): Effects of Acute Exercise on Mood and Well-Being in Patients with Major Depressive Disorder. In: *Medicine & Science in Sports & Exercise*, 37 (12), 2032-2037.

BARTMANN, U. (2005): Joggen und Laufen für die Psyche. Tübingen: Deutsche Gesellschaft für Verhaltenstherapie (DGVT) Verlag. 4. überarbeitete und erweiterte Auflage.

BARTMANN, U. (2006): Weiterbildung in Lauftherapie zum/zur LauftherapeutIn (DGVT). Tübingen: Deutsche Gesellschaft für Verhaltenstherapie (DGVT) Verlag.

BERGER, M. & VAN CALKER, D. (2004): Affektive Störungen. In: BERGER, M. (Hrsg.): Psychische Erkrankungen. Klinik und Therapie. München: Urban & Fischer, 451-636.

BERGER, M. (Hrsg.) (2004): Psychische Erkrankungen. Klinik und Therapie. München: Urban & Fischer.

BIDDLE, S.J.H. & MUTRIE, N. (2001): Psychology of Physical Activity. Determinants, well-being and interventions. London: Routledge.

BLUMENTHAL, J.A./ BABYAK, M./ MOORE, K.A./ CRAIGHEAD, W.E./ HERMAN, S./ KHATRI, P./ WAUGH, R./ NAPOLITANO, M.A./ FORMAN, L.M./ APPELBAUM, M./ DORAISWAMY, M. & KRISHNAN, R. (1999): Effects of Exercise Training on Older Patients With Major Depression. In: *Arch Intern Med*, 159 (25), 2349-2356.

BÖS, K. & BREHM, W. (1999): Gesundheitssport. Abgrenzungen und Ziele. In: *dvs-Informationen*, 14, 9-18.

BÖS, K. & BREHM, W. (Hrsg.) (2006): Gesundheitssport: Ein Handbuch. Schorndorf: Hofmann.

BREHM, W. & RÜTTEN, A. (2004): Chancen, Wirksamkeit und Qualität im Gesundheitssport – Wo steht die Wissenschaft? In: Bewegungstherapie und Gesundheitssport, 20, 90-96.

BRISTOL CITY COUNCIL (2006): Bristol Physical Activity Referral Scheme Quality Standards. Last Revised July 2006. http://www.bristol.gov.uk/ccm/cms-service/stream/asset/;jsessionid=3051DE8EFBD39EEF77CAA8B280F04790?asset_i d=11577015 (Zugriff am 07. Mai 2007).

BRISTOL CITY COUNCIL (2007): Bristol Physical Activity Referral Scheme http://www.bristol.gov.uk/ccm/content/Leisure-Culture/Sports-Clubs-and-Centres/bristol-physical-activity-referral-scheme.en (Zugriff am 06. Mai 2007).

BROOCKS, A. & SOMMER, M. (2005): Psychische Sportwirkungen. In: Deutsche Zeitschrift für Sportmedizin, 56 (11), 393-394.

BROOCKS, A. (2003): Depressive Störungen. In: REIMERS, C.D. & BROOCKS, A. (Hrsg.): Neurologie, Psychiatrie und Sport. Stuttgart: Thieme. 190-197.

BROOCKS, A. (2005): Körperliches Training in der Behandlung psychischer Erkrankungen. In: Bundesgesundheitsblatt – Gesundheitsforschung – Gesundheitsschutz, 8, 914-921.

BROOCKS, A./ MEYER, T./ GEORGE, A./ HILLMER-VOGEL, U./ MEYER, D. / BANDELOW, B. / HAJAK, G./ BARTMANN, U. GLEITER, C.H. & RÜTHER, E. (1999): Decreased Neuroendocrine Responses to Meta-Chlorophenylpiperazine (m-CPP) but Normal Responses to Isapirone in Marathon Runners. In: Neuropsychopharmacology, 20 (2), 150-161.

BROOCKS, A./ MEYER, T.F./ GEORGE, A./ PEKRUN, G./ HILLMER-VOGEL, U./ HAJAK, G./ BANDELOW, B. & RÜTHER, E. (1997): Zum Stellenwert von Sport in der Behandlung psychischer Erkrankungen. In: Psychother.Psychosom.med.Psychol., 47, 379-393.

BROSSE, A.L./ SHEETS, E.S./ Lett, H. & Blumenthal, J. (2002): Exercise and the Treatment of Clinical Depression in Adults: Recent Findings and Future Directions. In: Sports Medicine. 32(12), 741-760.

BURBECK, R/ CLARK, M./ DeOLIVEIRA, C./ PETTINARI, C./ PREMKUMAR, P./ SIMON,J./ TAYLOR,C./ UNDERWOOD, L./ WHITTINGTON,C. & WILDER, H (2004): Depression: Management of depression in primary and secondary care. National Clinical Practice Guideline Number 23. Rushden, Northamptonshire: HUNT.

CAMACHO, T.C./ ROBERTS, R.E./ LAZARUS, N.B./ KAPLAN, G.A. & COHEN, R.D. (1991): Physical Activity an Depression: Evidence from the Alameda County Study. In: American Journal of Epidemiology, 134 (2), 220-231.

COOPER-PATRICK, L./ FORD, D.E./ MEAD, L.A./ CHANG, P.P. & KLAG, M (1997): Exercise and depression in midlife: A prospective study. In: American Journal of Public Health, 87 (4), 670-673.

CRAFT, L.L. & PERNA, F.M. (2004): The benefits of Exercise for the clinically depressed. In: Prim Care Companion J Clin Psychiatry, 6 (3), 104-113.

CRAIG, A./ DINAN, S./ SMITH, A. & WEBBORN, N. (2001): Exercise Referral Systems: A National Quality Assurance Framework. London: NHS (Hrsg.).

DALEY, A.J. (2002): Exercise therapy and mental health in clinical populations: is exercise therapy a worthwhile intervention? In: *Advances in Psychiatric Treatment*, 8, 262-270.

DeMOORE, M.H.M./ BEEM, A.L., STUBBE, J.H., BOOMSMA, D.I. & De GEUS, E.j.C. (2006): Regular exercise, anxiety, depression and personality: A population-based study. In: *Preventive Medicine*, 42, 273-279.

DeGRUYTER, W. (Hrsg.) (1994): Pschyrembel, Medizinisches Wörterbuch. 257. Auflage. Berlin: de Gruyter.

DeVRIES, H.A. (1981): Tranqulizereffects of exercise: a critical review. In: *Phys. Sportsmed*, 9, 46-55.

DGPPN (Deutsche Gesellschaft für Psychiatrie, Psychotherapie und Nervenheilkunde) (Hrsg.) (1998): Kurzversion der Behandlungsleitlinien affektiver Störungen. Darmstadt: Steinkopff.

DGSP (Deutsche Gesellschaft für Sportmedizin und Prävention e.V.): Positionspapier. http://www.sportaerztebund.de/Links_PosPapier%20DGSP.pdf (Zugriff am 07. Mai 2007).

DICKHUT, H.H & LÖLLGEN, H. (1996): Trainingsberatung für Sporttreibende. In: *Deutsches Ärzteblatt*, 93, 939-943.

DILLING, H., MAMBOUR W., SCHMIDT, M.H. (2000): Internationale Klassifikation psychischer Störungen. ID-10 Kapitel V (F.). Bern: Huber. 4. durchgesehene und ergänzte Auflage.

DiMATEO, M.R./ LEPPER, H.S. & CROGHAN, T.W. (2000): Depression Is a Risk Factor for Noncompliance With Medical Treatment. In: *Arch Intern Med*, 160 (24), 2101-2107.

DISHMAN, R.K. (1997): Brain monoamines, exercise and behavioral stress: animal models. In: *Medicine & Science in Sports & Exercise*, 29, 63-74.

DOYNE, E.J., OSSIP-KLEIN, D.J., BOWMANN, E.D., OSBORN, K.M., McDOUGALL-WILSON, I.B. & NEIMEYER, R.A. (1987): Running versus weight Lifting in the Treatment of Depression. In: *Journal of Consulting and Clinical Psychology*, 55 (5), 748-754.

DPA (Deutsche Psychologen Akademie) (2007) (Hrsg.): Fortbildung Sportpsychologie in Prävention und Rehabilitation. Curriculum. http://www.dpa-bdp.de/aus-fort-weiterbildung.html (Zugriff am 07. Mai 2007).

DUNN, A.L. & DISHMAN, R.K. (1991): Exercise and the neurobiology of depression. In: *Exerc Sport Sci Rev*, 19, 41-98

DUNN, A.L./ TRIVEDI, M.H. & O'NEAL, H.A. (2001): Physical Activity does-response effects on outcomes of depression and anxiety. In: *Medicine and Science in Sports and Exercise*, 33 (6), 587-597.

DUNN, A./ TRIVEDI, M.H./ KAMPERT, J.B./ CLARK, C.G. & CHAMBLISS, H.O. (2002): The DOSE study: a clinical trial to examine efficacy and dose response of exercise as treatment for depression. Abstract.

DYKIEREK, P. & SCHRAMM, E. (2004): Interpersonelle Psychotherapie. In: RÖSSLER, W. (Hrsg.): Psychiatrische Rehabilitation, 275-289. Berlin: Springer.

ERKELENZ, M. & GOLZ, N. (1998): Effekte des Sporttreibens bei Depressionen. Das Berliner Sporttherapieprogramm zur Behandlung depressiver Störungen. Berlin: Köster.

ERKELENZ, M. (1996): In: PFISTER, G. (Hrsg.): Fit und gesund mit Sport. Frauen in Bewegung. Berlin: Orlanda. 266-277.

FARMER, M.A./ LOCKE, B.Z./ MOSCICKI, E.K./ DANNENBERG, A.L./ LARSON, D.B. & RADLOFF, L.S. (1988): Physical Activity and Depressive Symptoms: The NHANES I Epidemiologic Follow-Up Study. In: *American Journal of Epidemiology*, 128 (6), 1340-1351.

FREMONT, J. & CRAIGHEAD, L.W. (1987): Aerobic Exercise and Cognitive Therapy in the Treatment of Dysphoric Moods. In: *Cognitive Therapy and Research*, 11 (2), 241-251.

FUCHS, R. (2003): Sport, Gesundheit & Public Health. Göttingen: Hogrefe.

GLATHAAR, G./ BERG, A./ FRANKE, H./ FRANZ, I./ GROHER, W./ HALHUBER, M./ STEINBACH, K./ TSCHIRDEWAHN/ ZIMMER, M. & ROST, R. (1999): Bewegungs- und Sporttherapie bei depressiven Erkrankungen. Richtlinien des Deutschen Sportärztebundes. In: *Zeitschrift für Sportmedizin*, 50 (4), 109-112.

GREIST, J.H./ KLEIN, M.H./ EISCHENS, R.R./ PARIS, J./ GURMAN, A.S. & MORGAN, W.P. (1978): Running through your mind. In: *Journal of Psychosomatic Research*, 22, 259-294.

HALLIWELL, E. & RICHARDSON, C. (2005): Up and Running? Exercise therapy and the treatment of mild or moderate depression in primary care. London: MENTAL HEALTH FOUNDATION.

HARRIS, A.H.S./ CRONKITE, R. & MOOS, R. (2006): Physical activity, exercise coping, and depression in a 10-year cohort study of depressed patients. In: *Journal of Affective Disorders*, 93, 79-85.

HÄRTER, M./ BERMEJO, I./ SCHNEIDER, F./ KRATZ, S./ GAEBEL, W./ HEGERL, U./ NIEBING, W. & BERGER, M. (2003): Versorgungsleitlinien zur Diagnose und Therapie in der hausärztlichen Praxis. In: *Zeitschrift für ärztliche Fortbildung und Qualität im Gesundheitswesen*, Supplement IV, Jg. 97, 16-35.

HAUTZINGER, M. (1998): Depression. Göttingen: Hogrefe.

HAUTZINGER, M. (2006): Ratgeber Depression. Informationen für Betroffene und Angehörige. Göttingen: Hogrefe.

HAUTZINGER, M. & MEYER, T.D. (2002): Diagnostik affektiver Störungen. Göttingen. Hogrefe.

HEGERL, U. & BESSERER, K. (2006): Im Praxisalltag nicht immer leicht zu erkennen. Depression: eine Krankheit mit vielen Gesichtern. In: *MMW-Fortschr.Med.*, 148, 77-80.

HEGERL, U. (1999): Kompetenznetz „Depression, Suizidalität". Ein bundesweites Projekt zur Optimierung von Therapie und Forschung. http://www.kompetenznetz-depression.de/presse/media/kompetenznetz_pressemappeinternet_140207.pdf. (Zugriff am 07. Mai 2007).

HEGERL, U., PFEIFFER-GERSCHEL, T. & ALTHAUS, D. (2004): Diagnostik und Therapie depressiver Erkrankungen beim Hausarzt. Depressions-Screening im Wartezimmer. In: *MMW-Fortschri. Med.*, 146, Sonderheft 2, 469-473.

HEIMBECK, A. & SÜTTINGER, B. (2007): Bewegungstherapie bei depressiven Patienten – ein Interventionsvergleich. In: Bewegungstherapie und Gesundheitssport, 23, 52-57.

HESSE, H. (1905): Peter Camenzind. Berlin: Fischer.

HÖFFLER, D., LASEK, R., BERTHOLD, H.K. & TIADEN, D. (2006): Depression. Arzneiverordnung in der Praxis. Therapieempfehlungen der Deutschen Ärzteschaft. Arzneimittelkommission der deutschen Ärzteschaft (Hrsg.). Berlin.

HORNBERGER, S. & LÄNGLE, G. (2002): Sport mit seelisch erkrankten Menschen als Rehabilitationsmaßnahme. In: *Gesundheitssport und Sporttherapie*, 18, 170-176.

HUBER, G. (1988): Sport und Depression: Entwicklung und Überprüfung eines sporttherapeutischen Modells. Inaugral-Dissertation zur Erlangung des Grades eines Dr. phil Heidelberg Fakultät für Sozial- und Verhaltenswissenschaften Universität Heidelberg.

HUBER, G. (1996): Sporttherapie. In: RIEDER, H./ HUBER, G. & WERLE, J. (Hrsg.) (1996) Sport mit Sondergruppen. Ein Handbuch. Schorndorf: Hofmann. 69-90.

HUBER, G. & PFEIFER, K. (2006): Berufsfelder, Professionalisierung und Ausbildung. In: BÖS & BREHM (Hrsg.): Gesundheitssport. Ein Handbuch. Schorndorf: Hofmann. 455-465.

JACOBI, F./ HÖFLER, M./ MELSTER, W. & WITTCHEN, H.-U. (2002): Prävalenz, Erkennens- und Verschreibungsverhalten bei depressiven Personen. Eine bundesdeutsche Hausarztstudie. In: *Nervenarzt*, 73, 651-658.

KAHL, K.G. (2005): Metabolisches Syndrom bis zu viermal häufiger. Psychisch Kranke werden leicht zum Schwergewicht. In: *MMW-Fortschr.Med.*, 147, 42, 857-861.

KLÖNNE, M. & THEIMANN, R. (2005): VDR Pressefachseminar. Die Leistungen der gesetzlichen Rentenversicherung bei Erwerbsminderung. Berlin: Verband Deutscher Rentenversicherungsträger.

KNECHTLE, B. (2004): Der günstige Einfluss von körperlicher Aktivität auf Wohlbefinden und Psyche. In: *Praxis*, 93, 1403-1411.

KNOLL, N./ SCHOLZ, U. & RIECKAMNN, N. (2005): Einführung in die Gesundheitspsychologie. München: Reinhardt.

KRAUSE, S. (1997): Sadder but wiser : zum Realismus der Selbsteinschätzung hinsichtlich der Belastungswahrnehmung und der motorischen Funktionswiederherstellung nach ZNS-Schädigungen in Abhängigkeit vom Grad der Depressivität. Göttingen: Dissertation.

KRITZ-SILVERSTEIN, D./ BARRETT-CONNOR, E. & CORBEAU, C. (2001): Cross-sectional and prospective study of exercise and depressed mood in the elderly: the Rancho Bernardo Study. In: *American Journal of Epidemiology*, 153 (6), 596-603.

KRÜGER, A. & WILDMAN, J. (1986): Anstieg des ß-Endorphinspiegels bei Wiederholungsbelastungen. In: Deutsche Zeitschrift für Sportmedizin, 37 (8), 245-250.

LÄNGLE, G. (2004): Sport. In: RÖSSLER, W. (Hrsg.): Psychiatrische Rehabilitation. Berlin: Springer. 791-797.

LAUX, G. (2003): Affektive Störungen. In: MÖLLER, H.-J./ LAUX, G. & KAPFHAM-MER, H.-P. (Hrsg.): Psychiatrie und Psychotherapie. Berlin: Springer. 1153-1203.

LAUX, G. (2005): Patienten mit Depressionen in der Hausarztpraxis. Selbst behandeln oder zum Facharzt? In: *MMW-Fortschr.Med.*, 147, Sonderheft 2, 493-499.

LAWLOR, D.A. & HOPKER, S. (2001): The effectiveness of exercise as an intervention in the management of depression: systematic review and meta-regression analysis of randomised controlled trials. In: *BMJ*, 322, 1-8.

LEDERBOGEN, F. (2006): Körperliche Komorbidität. In: STOPPE, G./ BRAMESFELD, A. & SCHWARTZ, F.-W. (Hrsg.): Volkskrankheit Depression? Berlin: Springer. 359-370.

LENNOX, S.S./ BEDELL, J.R. & STONE, A.A. (1990): The Effekt of Exercise on normal mood. In: *Journal of Psychosomatic Research*, 34 (6), 629-636.

MANBER, R./ ALLEN, J.J.B./ MORRIS, M.M. (2002): Alternative Treatments for Depression: Empirical Support and Relevance to Women. In: *J Clin Psychiatry*, 63 (7), 628-640.

MARTIN, D./ CARL, K. & LEHNERTZ, K. (1993): Handbuch Trainingslehre. Schorndorf: Hofmann. 2. unveränderte Auflage.

MARTINSEN, E.W. (1994): Physical activity and depression: clinical experience. In: *Acta Psychiatrica Scandinavica*, Supplementum No. 377 (89), 23-27.

MARTINSEN, E.W. & MEDHUS, A. (1989): Adherence to exercise and patients evaluation of physical exercise in a comprehensive treatment program for depression. In: *Nordic Journal of Psychiatrie*, 43, 411-415.

MARTINSEN, E.W./ HOFFART, A. & SOLBERG, O (1989): Comparing aerobic with nonaerobic forms of exercise in the treatment of clinical depression: A randomized trial. In: *Comprehensive Psychiatry*, 30 (4), 324-331.

MATHER, A.S./ RODRIGUEZ, C./ GUTHRIE, M.F./ McHARG, A.M./ REID, I.C. & McMURDO, M.E.T. (2002): Effects of exercise on depressive symptoms in older adults with poorly responsive depressive disorder. In: *British Journal of Psychiatrie*, 180, 411-415.

McCANN, I.L. & HOLMES, D.S. (1984): Influence of Aerobic Exercise on Depression. In: *Journal of Personality and Social Psychology*, 46 (5), 1142-1147.

McNEIL, J.K., LeBLANC, E.M. & JOYNER, M. (1991): The Effect of Exercise on Depressiv Symptoms in the Moderatly Depressed Elderly. In: Psychology and Aging, 6 (3), 487-488.

MENTAL HEALTH FOUNDATION (Hrsg.) (2005): Treating depression in primary care. Booklet. LONDON: Mental Health Foundation.

MEYER, T. & BROOCKS, A. (2000): Therapeutic Impact of Exercise on Psychiatric Diseases. Guidelines for Exercise Testing and Prescription. In: *Sports Med*, 30 (4), 269-279.

MÜLLER, U. (2004): Somatische Behandlungsmaßnahmen mit rehabilitativem Charakter. In: RÖSLLER (Hrsg.): Psychiatrische Rehabilitation, 110-134. Heidelberg: Springer.

MURRAY, C.J.L. & LOPEZ, A.D. (1996): The global burden of disease: a comprehensive assessment of mortality and disability from disability from diseases, injuries, and risk factors in 1990 and projected to 2020. Cambridge, MA: Harvard University Press.

MUTRIE (2000): The relationship between physical activity and clinically defined depression. In: BIDDLE, S.J.H./ FOX, K.R. & BOUTCHER, S.H. (Hrsg.): Physical activity & psychological well-being. London: Routledge. 46-62.

NEUMANN, N.U. & FRASCH, K. (2005a): Biologische Mechanismen antidepressiver Wirksamkeit von körperlicher Aktivität. In: Psychoneuro, 31 (10), 513-517.

NEUMANN, N.U. & FRASCH, K. (2005b): Sport- und Bewegungstherapie in der Psychiatrie. In: Krankenhauspsychiatrie, 16, 144-148.

NORTH, T.C./ McCULLAGH, P/ TRAN, Z.V. (1990): Effects of exercise on depression. In: Exercise and Sport Sciences Reviews, 18, 379-415.

PADLINA, O. (2002): The new internet based counselling programm „Active upon Advice" for the promotion of physical activity. http://www.ratzurtat.ch/varia/pdf/abstract_copenhagen.pdf (Zugriff am 07. Mai 2007).

PADLINA, O./MARTIN, B. & JIMMY G.: (2002): Vom Rat Zur Tat – Version 1 + 2. http://www.ratzurtat.ch/varia/ (Zugriff am 07. Mai 2007).

PALUSKA, S.A. & SCHWENK T.L. (2000): Physical Activity and Mental Health. In: Sports Med, 29 (3), 167-180.

PENNINX, B.W.J.H./ REJESKI, W I / PANDYA, J./ MILLER, M.E./ DiBARI, M., APPLEGATE, W.B. & PAHOR, M. (2002): Journal of Gerontology. Serie B:Psychological Sciences & Social Sciences, 57B (2), 124-132.

PFAFFENBARGER, R.S./ LEE, I.M. & LEUNG, R. (1994): Physical activity and personal characteristics associated with depression and suicide in American college men. In: Acta Psychiatrica Scandinavica, Supplementum 377 (89), 16-22.

PFEFFER, I. & ALFERMANN, D. (2006): Diagnostik im Gesundheits- und Freizeitsport. In: Zeitschrift für Sportpsychologie, 13 (2), 60-67.

PFEIFER, K. (2004): Prävention von Erkrankungen des Bewegungsapparats – Evidenzbasierung. In: Bewegungstherapie und Gesundheitssport, 20, 68-69.

QUAAS, W. (1994): Arbeitswissenschaftlich orientierte Gesundheitsförderung in der Arbeit - konzeptionelle Aspekte und empirische Grundlagen. In: Bergmann, B. & RICHTER, P. (Hrsg.): Die Handlungsregulationstheorie. Von der Praxis einer Theorie. Göttingen: Hogrefe. 175-197.

RANSFORD, C.P. (1982): A role for amines in the antidepressant effect of exercise: a review. In: Medicine & Science in Sports & Exercise, 14 (1), 1-10.

REINER, A./ KLEINE, W. & HAUTZINGER, M. (1990): Zur Anlage und Effektivität eines Ausdauertrainings bei leichten bis mittelschweren Depressionen. In: KLEINE, W. & HAUTZINGER, M. (Hrsg.): Sport und psychisches Wohlbefinden. Beiträge zum Lehren und Lernen im Gesundheitssport. Aachen: Meyer & Meyer. 70-98.

RIEDER, H./ HUBER, G. & WERLE, J. (Hrsg.) (1996) Sport mit Sondergruppen. Ein Handbuch. Schorndorf: Hofmann.

ROESSLER, K.K. (2006): Sport auf Rezept. Gesundheit, Psychologie und Bewegung. Köln: EHP.

ROSE, H.K. (2004): Klassifikation, Epidemiologie, Ätiologie und Pathogenese affektiver Störungen. In: MACHLEIDT, W., BAUER, M., LAMPRECHT, F. ROSE, H.K. & ROHDE-DACHSER, C. (2004): Psychiatrie, Psychosomatik und Psychotherapie. Stuttgart: Thieme. 7. aktualisierte Auflage. 267-275.

ROSE, H.K. (2004): Therapie depressiver Erkrankungen. In: MACHLEIDT, W., BAUER, M., LAMPRECHT, F. ROSE, H.K. & ROHDE-DACHSER, C. (2004): Psychiatrie, Psychosomatik und Psychotherapie. Stuttgart: Thieme. 7. aktualisierte Auflage. 291-301.

RÜTTEN, A./ ABU-OMAR, K./ LAMPERT, T. & ZIESE, T. (2005): Körperliche Aktivität, Gesundheitsberichterstattung des Bundes, Heft 26. Berlin: Robert Koch-Institut.

SCHAUENBURG, H. & ZIMMER, F.T. (2005). Depression. In W. Senf & M. Broda (Hrsg.), Praxis der Psychotherapie: Ein integratives Lehrbuch. 3., völlig neu bearbeitete Auflage. Stuttgart: Thieme. 436-461.

SCHMEDT, G. (1993): Sporttherapeutische Intervention bei Depressionen. Konzeptentwicklung und Realisationsstudien zur Integration verhaltenstherapeutischer und bewegungsbezogener Therapieansätze. Inaugral-Dissertation. Bochum: Institut der Sportwissenschaft Ruhr Universität Bochum.

SCHMIDT-TRAUB, S. & LEX, T.-P. (2005): Angst und Depression. Göttingen: Hogrefe.

SCHMITZ, N./ KRUSE, J & KUGELER, J. (2004): The association between physical exercise and health-related quality of life in subjects with mental disorders: results from a cross-sectional survey. In: Preventive Medicine, 39, 1200-1207.

SCHÜLE, K. & HUBER, G. (2000): Grundlagen der Sporttherapie. Prävention, ambulante und stationäre Rehabilitation. München: Urban & Fischer.

SCHWENKMETZGER, P. (1985): Welche Bedeutung kommt dem Ausdauertraining in der Depressionstherapie zu? In: Sportwissenschaften, 15, 117-135

SCULLY, D./ KREMER, J./, MEADE, M./ GRAHAM, R. & DUDGEON, K. (1998): Physical exercise and psychological well-being: a critical review. In: Br. J. of Sports Med, 32, 111-120.

SEIME, R.J. & VICKERS, K.S. (2006): The Challenges of Treating Depression with Exercise: From Evidence to Practice. In: Clinical Psychology: Science and Practice, 13, 194-197.

SILBERNAGEL, S. & DESPOPOULOS, A. (2001): Taschenatlas der Physiologie. Stuttgart: Thieme. 7., kompl. überarbeitete und erweiterte Auflage.

SINGH, N.A./ CLEMENTS, K.M. & FIATARONE (1997): A randomized controlled trial of progressive resistance training in depressed elders. In: Journal of Gerontology. Serie A: Biological Sciences & Medical Sciences. Abstract.

SORENSEN, M. (2006): Motivation for physical activity of psychiatric patients when physical activity was offered as part of treatment. In: Scandinavian Journal of Medicine & Science in Sports, 16, 391-398.

STAMMER, A. & WERLE, J. (1996): Bewegungstherapie in der Psychiatrie, Psychosomatik und Suchtbehandlung. In: RIEDER, H./ HUBER, G. & WERLE, J. (Hrsg.): Sport mit Sondergruppen. Ein Handbuch. Schorndorf: Hofmann. 370-433.

STATHOPOULOU, G./ POWERS, M.B./ BERRY, A.C./ SMITS, J.A.J. & OTTO, M.W. (2006): Exercise Intervention for Mental Health: A Quantitative and Qualitative Review. In: *Clinical Psychology: Science and Practice*, 13, 179-193.

STOPPE, G./ BRAMESFELD, A. & SCHWARTZ, F.-W. (Hrsg.) (2006): Volkskrankheit Depression? Heidelberg: Springer.

STRAWBRIDGE, W.J./ DELEGER, S./ ROBERTS, R.E. & KAPLAN, G.A. (2002): Physical activity reduces the risk of subsequent depression for older adults. In: American Journal of Epidemiology, 156 (4), 328-334.

THOREN, P./ FLORAS, J.S./ HOFFMANN, P. & SEALS, D.R. (1990): Endorphins and exercise: physiological mechanisms and clinical implications. In: *Medicine & Science in Sports & Exercise*, 22 (4), 417-428.

TITZE, S. & MARTI, B. (1997): Individuell adaptierte Bewegungsberatung in der Arztpraxis. In: *Der Orthopäde*, 26, 935-941.

TRIVEDI, M.H / GRFER, T.L./ GRANNEMANN, B.D./ CHURCH, T.S./ GALPER, D.I./ SUNDERAJAN, P./ WISNIEWSKI, S.R./ CHAMBLISS, H.O./ JORDAN, A.N./ FINLEY, C. & CARMODY, T.J. (2006): TREAD: Treatment with Exercise Augmentation for Depression: study rationale and design. In: *Society for Clinical Trials*, 3, 291-305.

VDR (2004): VDR Statistik Rehabilitation 2003. Frankfurt: Verband Deutscher Rentenversicherungsträger.

VEALE, D. / Le FEVRE, K./ PANTELIS, C./ De SOUZA, V./ MANN, A. & SARGEANT, A. (1992): Aerobic exercise in the adjunctive treatment of depression: a randomized controlled trial. In: *Journal of Royal Society of Medicine*, 85, 541-544.

VOLKAMER, M. (1994): Überlegungen zu einer Bewegungspsychotherapie. In: NITSCH, J. & SEILER, R. (Hrsg.): Bewegung und Sport – Psychologische Grundlagen und Wirkungen. Gesundheitssport – Bewegungstherapie. Sankt Augustin: Academia. Band 4. 192- 200.

WAGNER, P. & BREHM, W. (2006): Aktivität und psychische Gesundheit. In: BÖS, K. & BREHM, W. (Hrsg.): Handbuch Gesundheitssport, 103-117. Schorndorf: Hoffmann.

WEYERER, S. (1992): Physical inactivity an depression in the community. Evidence from the Uper Bavarian Field Study. In: *International Journal of Sports Medicine* 13, 492-496.

WEYERER, S. & KUPFER, B. (1996): Sport und psychische Gesundheit. In: RIEDER, H./ HUBER, G. & WERLE, J. (Hrsg.) (1996) Sport mit Sondergruppen. Ein Handbuch. Schorndorf: Hofmann, 112-125.

WHO (2007): www.who.int/mental_health/management/depression/definition/en/ (Zugriff am 06. Mai 2007).

WILES, N.J./ HAASE, A.M./ GALLACHER, J./ LAWLOR, D.A. & LEWIS, G. (2007): Physical Activity and Common Mental Disorder: Results from the Caerphilly Study. In: *American Journal of Epidemiology*, Advance Access published January 31, 2007. DOI: 10.1093/aje/kwk070, 1-9.

WILKER, F.-W. (1994): Compliance. In: WILKER, F.-W./ BISCHOFF, C. & NOVAK, P. (Hrsg.): Medizinische Psychologie und Medizinische Soziologie. Nach der Sammlung von Gegenständen für den schriftlichen Teil der Ärztlichen Vorprüfung, 284-291. München: Urban & Schwarzenberg.

WITTCHEN, H.-U. & JACOBI, F. (2006): Epidemiologie. In: STOPPE, G./ BRAMES-FELD, A. & SCHWARTZ, F.-W. (Hrsg.) (2006): Volkskrankheit Depression? Heidelberg: Springer. 15-37.

WOLFERSDORF, M. & HEINDL, A. (2004): Chronische Depression - Prinzipien der Langzeittherapie. In: *psychoneuro*, 30 (10), 548-552.

WOLFERSDORF, M./ RÄTZEL-KÜRZDÖRFER, W./ KEMNA, C./ MOOS, M./ KOR-NACHER, J./ SCHUH, B. & RUPPRECHT, U. (2004): Affektive Störungen. In: RÖSSLER, W. (Hrsg.): Psychiatrische Rehabilitation. Heidelberg: Springer. 164-174.

WOLFERSDORF, M./ RUPPRECHT, U./ HEß, H./ WEISHAUPT-LANGER, G./ KOR-NACHER, J. & SCHUH, B. (2000): Stationäre Psychotherapie. In: HOFFMANN, N. & SCHAUENBURG, H. (Hrsg.): Psychotherapie der Depression, Stuttgart: Thieme. 114-124.

WOLL, A. & BÖS, K. (2004): Wirkungen von Gesundheitssport. In: *Bewegungstherapie und Gesundheitssport*, 20, 97-106.

YEUNG, R. (1996): The acute effects of exercise on mood states. In: *Journal of Psychosomatic Research*, 2, 123-141.

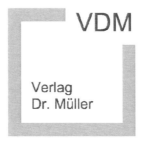